U0346364

This Book
will Change Your Mind
about Mental Health

倾听疯狂的声音

被误解的精神分裂症

[英] 南森·法勒————著 　　　　姚瑞元————译
Nathan Filer

后浪　　　　贵州出版集团
贵州人民出版社

致 S.R.C.

目　录

保密说明

本书提及部分人物时使用其真实姓名，且保留了他们故事里的所有细节。另一部分人物的名字或多或少进行了匿名处理。有时受访者只要求隐去他们的真实姓名。有时我也会根据他们的意愿，对地点、时间及其他可以标识身份的细节进行一些修改。

——南森·法勒

疯狂的语言（以及在我们的交流之初）

　　我始终记得自己第一次强迫他人服药的情景。13 年前，在取得精神卫生护士执业资格后不久，我开始在精神科病房工作，这里是评估和治疗重症精神疾病急性发作的成年患者的地方。

　　在将近三个星期的时间里，一位叫阿密特的患者（或可称他为服务使用者、客户、儿子、兄弟、朋友，他的称呼取决于你的提问对象）一直以充分的理由拒绝服用任何药物——我们提供给他的药物里包含毒药。药物处方是由一位企图伤害阿密特的医生开具的。事实上，这位精神科顾问医生，已经因为在阿密特入院时对他的虐待而被取消了医生资格。尽管违法，但他仍然在病房中工作。很多护士都知道这件事，并且参与其中。

　　在晨间发药时，阿密特站在病房诊室的门口，紧紧盯着我。他注视着我的一举一动，我的手在推药车上，正将他的常规药片悄悄地更换为有害的药物。

阿密特当时穿着睡衣和一双旧跑鞋，其中一只鞋子上的巨大裂缝几乎要把它一分为二。另一位患者（或可称她为病友、母亲、老师、女儿）近来总是抱怨阿密特身上的气味。每次阿密特待在电视休息室，这位患者都会抱怨他身上的味道令她感到生理性恶心。自入院后阿密特就没有洗过澡了，因为他知道他房间供应的水已经被蓄意污染了。我想以后再跟他提洗澡这件事——等我找到合适说辞的时候——而现在服药是首要的事情。

我仔细检查了阿密特的服药记录表格上的剂量，将两片药放在一个干净的塑料盒里，然后递给他。

我们两个同时盯着那个盒子。我试图说一些安慰的话："阿密特，我知道你现在很难相信我们。我理解。我们认为这是因为你的身体又不舒服了。"

他知道我在说谎。

"我会把药拿回房间服用的。"他回答道。

我也知道他在说谎。

"你知道那样不行。很抱歉，但是我得看着你把它吃下去。"

他小心地伸出手，从我的手里接过了盒子，戳了戳里面的药片。他的手指已经被烟草熏染成了暗黄色。终于，他开口道："不，不用了。"然后他把盒子重新放回了推药车上，后退着走出了门诊病房，整个过程中他一直看着我。当他消失在通往卧室长廊的尽头时，我在他的服药记录表格上写下了"R"，代表拒绝服药。他当然会拒绝。为什么不拒绝？如果我在他的处境，我知道我也会这么做。

但是，在 C&R 小组进入他的房间的那个傍晚，我真的不知道自己是否能拒绝得如他一般有尊严。

"C&R"代表"控制（Control）"与"管制（Restraint）"。为了确保患者在治疗过程中无法反抗，精神卫生护士要接受一些合法的（虽然存在争议）手段的培训。在后来的几年中，该培训被重新诠释为暴力与攻击的预防和管理。如果一个人正在破坏病房或者威胁伤害他人，这种手段是合理的。但有时像阿密特这样的情况，照我看，前一种描述感觉更加合理。

由那位精神科顾问医生领导的小组开会决定，今天是阿密特可以拒绝口服药物的最后一天，以后我们将会为他注射药物。按照精神病学的说法：阿密特的精神状态正在日趋恶化；他已经是精神卫生服务机构的常客；他的一系列表现都是精神疾病的典型表现。如果我们可以让他回到服用一定剂量药物的稳定状态，很可能对他的病情产生积极的作用。

阿密特坐在床上，吸着烟，调弄着便携收音机，和我们看不到的某个人交谈着。他抬起头望向我们一行五人。

"必须要我求你们吗？"他问。

一位同事向阿密特解释了目前他可以做出的选择，尽管他的选择并不多。但是正是这句话让我久久难忘。必须要我求你们吗？因此，当他最终被按在床上的时候，我竭力克制着颤抖的双手，才完成了注射。他并没有反抗。我们不是在预防和管理暴力攻击。我深信不疑，在他的眼里，我们才是施暴者。那时，无论我的出发点有多好，我都有意地伤害了他。

大概在这件事发生的前后，我开始创作小说。我当时居住在布里斯托尔市中心一个小型的合租公寓里，在病房轮班的工作间隙，我会长时间地坐在书桌前，或者在房间里来回踱步，期望通过身体的移动来唤醒冥顽不灵的头脑，从而释放隐藏其间的创作灵感。

在小说中，我构思了一个年轻人饱受一种经常被误解的奇怪疾病（或是状况、创伤、现象、诅咒或者天赋）的折磨，而这位年轻人亲友的生活也因此深受困扰。虽然这是一部虚构的作品，但它来源于我在精神卫生保障机构工作时的真实感受以及我的童年经历。我认为这些经历都是想象力的源泉。不管是有意或是无意，我们亲身经历的记忆——那些我们观察、实现、阅读、感受、希冀、咒骂、渴望、悔恨以及所有余下种种的体验——都被我们一一挖掘，然后一点一滴地重塑，直到它们焕然一新地出现在我们面前。于我的小说的主人公而言，体验和想象交织缠绕，密不可分，以至于他很难说得清楚哪些是真实发生过的，哪些是仅仅存在于他的大脑之中的。于我而言，理解小说的人物所经历的，并且给予恰当的反馈，主要是为了锻炼想象力，或者换一种说法：表现同情心。

这是小说创作（以及小说阅读）和精神卫生保障机构工

作的相通之处。做好任何一项工作都需要丰富的同情心，竭力理解他人并且尝试与他人共情。当然，作为小说的作者，我也负责创作一些我不得不感同身受的问题。不过，当我想到阿密特的时候，我承认，自己可能也会做一个护士经常做的事。

因此，我的小说主人公会经历困顿。

我不会在小说中给他下任何医学诊断，但是如果需要，我有可能会落笔于精神分裂症上。

精神分裂症

真是个好词，是吧？

你是否愿意为我做一些事？请大声地说几遍"精神分裂症"。不是轻声细语，而是真正地说出来。声音要响亮到你觉得不好意思，别人有可能真的会听到的程度。

感受一下，然后保持这种感受。思考一下这个词如何触动了你，伴随而来的是什么想法，何种情绪。

好了，以上是本书的互动环节。我保证这就让你读下去。但是请记住：很多人全部的生活，都曾在这个词语面前消失。

"精神分裂症"（schizophrenia）源自希腊语中的"*skhizein*"（裂开）和"*phrēn*"（心智）。在大众的想象里，精神分裂症是一个分裂的人拥有两个或两个以上不同的人格，虽然这样的理解长久存在，但绝对是毫无依据的。

让我们从一开始就弄清楚一件事：精神分裂症不是人格分

裂。它也不意味着多重人格。声明"不是什么"比确定"是什么"
要容易得多。

在精神病学、心理学、遗传学、神经科学,以及各种各样
的精神卫生慈善组织和活动团体间有一场激烈的讨论,讨论的
内容从精神分裂症的成因、致病因子,到分类和治疗,以及整
体的诊断标准是否还存在使用价值(如果它们曾经有用的话),
这些诊断标准是应该重新构建,还是应该被彻底抛弃。

如果我们试着参与这场讨论,那么第一件需要阐明的事
就是当我们讨论精神疾病的时候,我们使用的语言就存在争
议——其中就包括"精神疾病"这个词语本身。

总体来看,一个术语的争议与其包含的医学意味有关。举
例来说,我们如何称呼需要获得精神卫生服务的群体?在我
的护士培训期间,"患者"这个称呼已经不怎么受欢迎了,取
而代之的是"服务使用者"——这引起了很多服务使用者的
困惑。

事实上,"服务使用者"这一称呼由来已久。它是在精神
病学系统内被称为"患者"的人们抗争数十年的结果。他们
直截了当地拒绝了"患者"这个包含医学意味的称呼:它蕴
含着医生至上所导致的被动感,以及个人权力被剥夺的复杂感
受。而"服务使用者"一词更受青睐,是因为它准确地定位这
个群体是使用服务的人,而非病患。

我们已经看到了这种观念分歧的萌芽。如果你是一位精神
卫生服务机构的使用者,确信自己痛苦的想法和感受是一种大

概率发生在大脑中的疾病，并且本质上它与任何生理疾病的感受基本相同，那么你可能更倾向于把自己看作一位患者。毕竟，如果你和那些因为骨折、肺炎、癌症、糖尿病以及胸部感染而正在接受护理的病患一样，为什么要有其他的称呼呢？

然而，如果在你看来——和包括精神卫生从业人员在内的许多人一样——最令人害怕的想法、最极端的情绪变化、最异常的行为不是疾病的症状，而只是对未消解的创伤或痛苦的生活事件的一种自然反应，那么把这些反应归结为医学诊断语言，不可避免地以你被宣布为"患者"为开端，这种做法就可能存在严重的问题。

大体来说，"服务使用者"被认为是一个中性术语，因此得到了很多支持。但是拥有像阿密特一样经历的人呢？他们被拘禁在医院里，违背自身意愿地接受着治疗。"服务使用者"真的是在指代他们吗？我们能摸着良心说他们在使用精神卫生服务吗？

我想应该不能。

如今，尽管英国皇家精神科医师学会理事会重新提案使用"患者"这一称呼，但仍有少数人回避使用"患者"和"服务使用者"这两种称谓，他们将自己定义为"幸存者"，而且这一群体的人数日益增多。如果这一切听起来复杂多变，又富含政治意味的话，那说明事实确实如此。我们仅仅触及了表面而已。[1]

此时此刻，也许你会想翻白眼。

引用我小说主人公在第一次听到"服务使用者"这个称呼时所说的话：

> "他们总有一堆称呼给我们。'服务使用者'是最近被经常提及的一个。我敢肯定，有人因为这个称呼得了好处。
>
> 哎，我想到史蒂夫。他一定是会用'服务使用者'的那种人。他这么说的时候，给人的感觉就好像，他的善解人意以及给别人自主感的做法值得被授予爵士。"[2]

（顺便提一句，史蒂夫是我受到自己身上最恶劣的职业特质启发而创作出来的一位精神卫生工作者。）

我之所以引用这一段是因为我认为有时候讥讽一下没什么坏处。任何一场热烈的争论，各方立场总掺杂着自私与偏见的因素。如果因为这些因素不重要而不把它当回事，就大错特错了。诚然，这是关于语言的争论。但是在疯狂、失常的精神卫生保健体系里，语言意味着一切。一个简单的事实就是，大多数令人抓狂的精神病学诊断都不是通过血液检测、大脑扫描或者类似的检测得出结论，而是人们讲出来或没讲出来的话，经过专业人士的诠释，有了和那些身体检测一样的效力，成为确诊的依据。

那些医学诊断术语，无论好坏，都拥有颠覆人们生活的力量。

　　让我们回到之前大声说的那个词语。如果像"患者"这样一个看起来无伤大雅的简单词语都能成为争议的话题，我们可以想象争议的风暴一定会席卷这个真正庞大的主题——"精神分裂症"。

　　鉴于此，我声明，自此开始，我会直接说明本书中出现的某个术语曾被我遇见的人所使用（或注明出处），或者尽量确保该术语尽管已经在医学领域被广泛使用，但是它的常用形式也仅是多种解读方式中的一种。为此，我会把精神分裂症称为所谓的精神分裂症，也会把精神疾病称为所谓的精神疾病。或者，我将用引号和一些另外的标识来提醒大家还存在对该术语的其他解读。

　　小说家的天性让我厌恶这种烦琐的方式（其实我也不喜欢这种骑墙的态度，而且是一面注定要坍塌的危墙），但是我希望让读者看到，我尝试去尊重每一个人，无论是习惯使用医学语言的人，还是曾被这种语言深深伤害的人。

　　来吧，让我们开始。

　　围绕所谓的精神分裂症的争议自此"病"诞生之初就不绝于耳。

　　但其实也没那么复杂。

　　至于所谓的精神分裂症到底源起何时，不用说，也存在一些争议。

　　基本上，这项发现——或可以称为发明——应该归功于德国精神病学家埃米尔·克雷佩林（Emil Kraepelin, 1856—1926）。他在观察精神病患者的表现时首次提出了"早发性疯癫（precocious madness）"，并且提出了错误的假设，认为这是会引起认知解构的早发性大脑疾病。他将这种疾病命名为"早发性痴呆（dementia praecox）"。之后，与克雷佩林同时代的厄根·布洛伊勒（Eugen Bleuler, 1857—1939）于 1908 年 4 月 24 日在柏林的一场讲座中成功为之重新命名，"精神分裂症"由此诞生。

克雷佩林和布洛伊勒没有预料到，这种神秘的新型精神障碍，连同它颇具异国风情的名字一起，最终成为精神病学的核心。[3] 由于"精神分裂症"的复杂性和严重性，用于理解它的理论可以用来解读整个精神卫生领域。

正是出于这个原因，本书将以"精神分裂症"为背景，继而探索一些诸如健康、病痛等更为宽泛的话题，以及生而为人的奇异的荒谬感。这里的景象并不平和安宁，核心地带更像是血腥杀伐的战场，在那里上演着关于疯狂及其内涵的最为激烈的观念冲突*。

请你一定要相信这些激烈冲突的存在。许多我即将在书中提及的内容，即使在当下，仍然是精神卫生领域顶尖的临床

---

* 我是在《英国精神病学杂志》（*The British Journal of Psychiatry*）上第一次看到将精神分裂症视为精神病学的核心地带的说法。这是一种带有奇特的领地意识的情绪化表述。虽然现今已经没有人再使用这种说法了，但它仍然可以用来描述一场关于归属问题的异常激烈的辩论。

医师和学者所争论的焦点。如果你粗略地浏览社交媒体，你很快能发现这些争论，也不难发现今日精神卫生（Mental Health Today）网站称之为"激烈的对抗状态"。[4]奇怪的是，绝大部分刻薄的言语攻击发生在合作紧密的两个行业学会之间，很多人甚至搞不清这两个行业学会的区别。这里我们将讨论两个独立却紧密相连的学科——精神病学与心理学。

在精神卫生保健体系的专业词汇中，有很多是以"psych"为前缀的英文单词，本书中就出现了343次*。很多读者在第一眼看到这些词语时会觉得熟悉。它们已经在流行文化的影响下成为日常用语，但是它们经常被错用滥用，以及被误解混淆。不得不说，这些词语也确实令人困惑。

让我们先花点时间了解几个专业词语吧。

心理学

心理学（psychology）是在书中所有以"psych"为前缀的英文单词中，涉及内容最广泛的一个。它包含了与我们的心理生活和行为生活各方面相关的科学及社会研究，是一门视野广博、课题多样的学科（你的所思所想，都能在心理学中找到

---

* 总的来说，本书中出现前缀"psych"的次数比安东尼·麦帕特林（Ant McPartlin）和德科兰·当纳利（Declan Donnelly）在他们 1994 年发行的首张录音室专辑 *Psyche* 中恳求大家看着他们 "wreck the mic – psyche!" 的次数多了 340 次。（译者注：这是专辑中第三首单曲 "Let's Get Ready to Rhumble" 中的一句歌词，此曲为嘻哈曲风，歌词直译为"砸烂麦克风——骗你的！"）

相应的理论）。

　　临床心理学（clinical psychology）则是心理学的众多专业分支之一，也与我们在此讨论的主题最为相关。它着重于理解、预防和治疗人们的精神痛苦和心理功能失调——统称为"精神疾病"。临床心理学家（clinical psychologist）必须在取得心理学本科学位的基础上，再进行为期三年的博士水平的研究生培训*。

　　心理学家所采用的主要治疗方法为心理疗法（psychotherapy，又一个前缀为"psych"的单词）。有时候，我们将其简称为"谈话疗法"。从19世纪晚期西格蒙德·弗洛伊德（Sigmund Freud）创立的精神分析疗法开始，到现今更为流行的正念疗法和认知行为疗法，谈话疗法进行了数次迭代更新。

　　在这本书中我们提及的专业人士大多是临床心理学家。

精神病学

　　精神病学（psychiatry）与心理学不同，它属于医学专业。精神病学家（psychiatrist）同时也是医生，他们先在医学院经历五年常规医学教育，而后专攻精神卫生方向**。

---

* 在中国，临床与咨询心理学博士专业毕业可以得到与临床心理学家相匹配的学历背景，但是该专业毕业后可获得的资质为心理咨询师，不具备精神疾病的诊断权；目前，我国与临床心理学家相类似的资质为心理治疗师，要求资质持有者具有医学背景，且在医疗机构内从事心理治疗工作。——译者注

** 我国情况类似，精神病学家／精神科医生首先要获得医学学（转下页）

精神病学家同样也关注患者的精神创伤和痛苦，但是他们更强调其生物学成因和医学疗法。换句话说，在他们看来，精神疾病是由大脑中化学物质失衡引起的，而这种失衡需要使用化学制剂予以纠正。因此，精神病学家（与临床心理学家不同）经常开具药物处方，当然，他们也会提供谈话治疗。

按照英国的精神卫生法，精神病学家也负责对人们是否需要被管制和接受强制治疗做出判定。

和大多数西方国家的医疗保障体系一样，生物医学方法与精神病学存在密切联系，在英国国家卫生服务体系中已经成为判别和治疗精神苦闷的主要范式。

当然情况并非总是如此。当我们试图去审视研究人类精神失常的长期历史时，就会发现很多的观念、想法曾经盛极一时。比如，我们很容易就能想到的魔鬼和灵魂之说（这种说法仍存在于当今的一些文化体系之内）。

即使在刚过去的 20 世纪，新兴的精神病学领域也不再将焦点集中在生物学机制上。*确切地说，当精神病学家用大脑物质来解释精神失常的努力付之东流之后，他们开始将注意力转向了精神分析，于是一个人的生活史和童年经历对理解和治

（接上页）位，而后从事精神卫生方向的研究和工作，具有精神疾病的诊断权和处方权。——译者注

* 1808 年，精神病学被正式创立。当时，德国内科医生约翰·克里斯蒂安·赖尔（Johann Christian Reil）有了一个不错的想法，即将希腊语词语 "psyche" 与 "–iatry" 结合起来，前者意为 "心灵" 或者 "灵魂"（因此，安东尼和德科兰后来的作品具备了真正的哲学背景），后者意为 "医学治疗"。

疗精神失常便具有重要意义。

二战后短暂的数十年间，伴随着新型药物的发明，以及当今著名的精神疾病分类体系的出版（稍后会有更多的论述），现代精神病学作为一个真正的医学学科宣告了自己的独立，成为我们今天所理解的学科。

很多人——包括许多精神病学家、其他医疗从业者以及使用精神病医疗服务的人——认为现代精神病学代表着进步，是我们朝着正确方向前进的标志。

另有很多人——包括许多精神病学家、其他医疗从业者以及使用精神病医疗服务的人——对此深表怀疑，担心发展带来的结果弊大于利。

精神病性

在本书所有以"psych"为前缀的英文单词中，精神病性（psychosis）是承载了最多误解的一个。因为精神病性是所谓的精神分裂症的定义特征，对它的准确理解于我们而言尤为重要。

我还记得自己第一次在临床实践中遇到这个词的情形。

那时我19岁，刚作为一名医护助理开始我在精神卫生领域的职业生涯，我的工作任务就是在病房缺人手时帮忙。医护助理通常对资质要求很高，并且需要在医院接受过系统的培训。这些我都不具备。可想而知，我的面试非常简短，没有超过10分钟，面试官关心的也只是我是否能随时待命。我什么都不懂。精神病院坐落在布里斯托尔市郊，那是一栋由旧维多利亚式济贫院和疯人院改造而成的建筑，建筑周围绿意盎然，落叶遍地。当我第一次去上班的时候，前门上的一台对讲机用嘶嘶啦啦的声音告诉我去护士办公室报到。我犹豫着，除了由新工作给我带来的焦虑，还有一种说不清是什么的情绪混杂其中。直至那时，我对所谓的严重精神疾病的实际经验都是二手的，它们来自书本、电影、电视还有小时候父母给我读的新闻小报。我带着满脑子对精神医疗机构、收容所、精神病院与在那里的人们的偏见和误解，开始了我的工作。

护士们刚结束当天的工作，陆续走进一间堆满杂物的办公室，在那里，他们将自己所负责的病人的相关情况，以及当天还有什么亟待完成的事项，一一与我进行了交接，我异常兴奋地听着，匆忙做着记录。我以前从没有写过"精神病性"这个单词。我甚至不知道怎么拼写它。但现在我把它写了一遍又一遍。我不知道这个词的含义，但是每次写它都有一种感觉，这种感觉来自我的身体，我感到自己的胸口发紧。

第一次值班时，我几乎整天坐在沉闷的吸烟休息室里，和"精神病"患者们喝着茶，琢磨着应该和他们聊些什么。我记得我见到了一个刚从"双相障碍"的首次发作中恢复过来的女人——虽然她的状况正在好转，但全身依然抖得厉害。她深吸了一口烟，跟我讲，来这之前她从不知道还有这种地方。[5]

其实我也不知道。

对精神病性最宽泛和最简单的解读就是它描述了一个人与现实世界——至少是大多数人所感知的现实世界——脱节的状态，尽管这种解读并非十分准确。

精神病性本身并不被认为是一种疾病或者患病的状态，尽管它确实是疾病的症状之一，比如它是不同种类的痴呆症的一个典型特征。

我们很多人都在生命中的某个节点经历过精神病性，甚至有人主动寻求这种感受。它是很多娱乐性毒品所追求达到的理想效果。在使用致幻剂麦角酸二乙基酰胺（LSD）*时，如果它并没有给你带来现实世界被彻底扭曲的体验，那我建议你还是再找个新的卖家吧。

重要的是，我们所提到的精神病性是对巨大的压力和极端的创伤性事件的反应。我们稍后会提及，精神病性也可以被认为是一种心理适应的过程，一种错误的应对策略，一种在脑海中应对难以承受的痛苦的生活事件的陈述方式。不管其成因是什么，精神病性通常表现为幻觉和妄想。在医学上，幻觉指的是人们错误的感官体验，比如听到别人听不到的声音，或者看到他人看不到的事物。妄想则是指人们对错误奇特的想法怀有坚定的信念，即使面对可以证伪的证据也不为所动。阿密特认为我们污染了他卧室里所供应的自来水的想法可以看作是妄想。但考虑到在他经历了被强迫服药的事情之后，我们或许能

---

* 一种无色、无味的液体，是一种强烈的半人工致幻剂，在我国被列入精神病药品管制目录，属于第一类精神药品。

理解他的反应。

大多数被诊断为精神分裂症的人经历过这种与现实世界脱离的感受。当他们在自己扭曲且充满敌意的世界里试图找寻出路的时候，难免陷入一种绝望的挣扎，并经常会出现怪异的行为。

精神病性是所谓的精神分裂症的主要症状，但绝不是后者的全部。

其他的症状包括：思维瓦解、言语紊乱、行为紊乱、情感淡漠或情感倒错、注意力受损及显著的社交退缩。

精神分裂症的症状又可以进一步分为阳性症状和阴性症状（这种分类有一些让人困惑）。阳性症状并不是说症状本身是好的或者有益的，而是指那些加于个体正常意识之上的症状。幻觉和妄想就属于阳性症状，而社交退缩，动机缺乏（对有意义的，甚至能够令人愉悦的活动缺乏动力）及贫语症属于阴性症状，他们都代表个体一些能力的丧失。

艾琳·萨克斯（Elyn Saks）教授是一名精神卫生领域的专家和精神分裂症的确诊者，她在非常受欢迎的 TED 演讲中坚称："精神分裂症的思维不是分裂的，而是破碎的。"[6] 这是一种出人意料却又普遍的现象。多年来，一项广为流传的统计数据表明，全世界受精神分裂症困扰的人群占总人口数量的 1%，尽管这种分布在某些生理和社会属性上并不均衡。[7] 例如，男性精神障碍的发病率普遍高于女性，在这里精神障碍也包括所谓的精神分裂症。同样，年轻人、少数族裔与少数民族群体会呈现更高的发病率。除此之外，不同地域也会存在发病率的显著差异。这些留待后文细述。

我之前提过，在我完成培训，成为注册精神卫生护士不久后，我就开始了小说的创作。彼得·库克（Peter Cook）的那句话特别适合总结我的经历：“我在宴会上遇到了一位先生。他说：‘我在写小说。’我说：‘哦，是吗？我也写不下去了。’”

然而距我第一次坐在电脑前，目光空洞地盯着面前的空白页面的九年之后，我的小说完成并出版了，这确实有点神奇。*在这九年中发生了太多的事情。我离开了一线护理工作，在布里斯托尔大学从事精神卫生研究。我结了婚，还有了宝贝女儿，然后考虑是不是应该开始第二本书的写作，当然也要看我自己的心理健康状态能否应付得了。之后，那些邮件通过我崭新的作者主页上的联系方式纷至沓来。

他们与我素未谋面，但当他们读了我创作的关于一个患有“精神分裂症”的年轻人的小说之后，愿意花时间来联系我，跟我分享他们自己的故事，那些真实的故事，有时非常相似，有时又截然不同。

---

* 是的，不用说，我觉得写作真的是一项非常、非常、非常艰巨的工作，面对它，我经常采取的方式就是撂挑子。这对第一次从事小说创作的人来说非常适用，且我本人也衷心认同。

当在创作和演讲与精神卫生相关的话题时，我有幸继续接触更多的人，因此类似的交流越来越多。

其中很多故事令人沮丧，却也不乏充满希望的。这些故事都没有那种完美构思的起承转合，没有留给作为小说作者的我可以精雕细琢的空间。我们称之为精神疾病的奇怪现象带来的场景都是混乱而嘈杂的，它可能非常难以理解，但这并不意味着我们应该放弃。每个人的心理健康都存在脆弱之处，这使我们都应该成为这场交流的参与者。

这本书就是交流的一部分。

我将在本书中介绍一些我有幸遇到的朋友。我会讲述他们的故事，在每个故事的最后，我也会加入一些自己的反思，诸如他们的故事所带来的启示，以及显露的问题。

我们会探讨的问题有污名（以及为什么当今关于污名问题的讨论都没有切中要害）；诊断（以及为什么精神病学诊断那么靠不住）；"精神疾病"的成因（以及为什么没有人可以百分之百地确定到底是什么因素让某个特定的个体变得"不对劲"）；妄想和幻觉（以及这些体验如何成为我们每个人生活中的一部分）；精神病药物（包括"患者信息活页"［patient information leaflet］上没有告诉我们的事情）。

在日趋对立的两派观点争辩不休的时刻，我们将尝试用更具革命性的方式保持开放的态度。

借由此，我希望我们可以消解由"精神分裂症"这个词语不断让人联想到的那些恶毒的说法和刻板印象，同时我们也可以对自身和他人的心理健康状态有一些清晰的认知。

疯帽匠（Mad Hatter，《蝙蝠侠》中的人物，不是《爱丽丝梦游仙境》中的那个）曾经说过，用逻辑去理解疯狂，"就像拿着火把去搜索黑暗"[8]。暂且不论他是一个邪恶的大反派，可能并非小说中描绘精神卫生形象的最好典范，但是他所说的仍有道理。科学研究的逻辑——我当然会用本书的一部分篇幅加以阐述——只能帮我们理解一部分。而我们称为"精神疾病"的另外一部分内容则依托于统计分析、概率计算、分布曲线，以及超凡脱俗的神经化学成像技术。

这是关于人和他们的故事。

作为医护助理，我第一次值班时一直坐在医院的吸烟休息室里。因为太过紧张，我不曾说过一句话。我不知道说什么。但也许却歪打正着地做了一件最好的事情——倾听。我们难以一直找到正确的词语去表达，但仍然可以参与交流。我们可以和他们一起散步，陪他们坐坐，然后倾听他们的声音。

自由撰稿人

逃亡者

29 岁的莫莉在成为英国的头号通缉犯之后，跑到当地超市买了一瓶漂白剂。

莫莉站在报纸架前，扫了一眼上面的报纸，她最担心的事被证实了。《每日镜报》(*The Daily Mirror*)刊登了诋毁她的文章，这可是之前发表过她的文章的报纸。其他的报纸上也纷纷出现了与她的罪行有关的标题与报道。其中提及了她对一位大学时期的朋友实行非法监禁和性侵犯，涉嫌在伦敦占屋者的自由聚会上谋杀了一位年轻人，以及在"9·11 事件"后参与了引爆金丝雀码头炸弹的秘密策划，还有很多莫莉不能一一记述的罪行。她的双重人生终结了，警察已经向她逼近，直升机在夜空中盘旋。

莫莉紧握着手里的漂白剂，火速往家里赶。周围的街道是如此陌生。过去的十年间，莫莉搬了很多次家，她不会长时间地流连在一个住处或者维持一份工作，最多几个月，她就会另寻他途。莫莉的大部分时间在伦敦附近漂泊，其中有几次去了纽约。在做现在的这份工作之前，她生活在英格兰南部，担任大学讲师。正是在那里，事态开始陷入混乱，但是，现在已经没有想这些事的必要了。莫莉现在身处于伯明翰破败的市中心，她觉得每一个和她擦肩而过的人已经清楚地知道她是谁，以及她做过什么，所以她竭力避免和他们对视。更奇怪的是，这些人也知道她接下来想要做什么。他们一定会为之高兴。感谢上帝，她总算要离开了。

回到公寓，莫莉从公共厨房里拿了一个杯子，把自己锁进了卧室。

她往杯子里倒满了漂白剂，然后一饮而尽。

七年后，莫莉好像还可以尝到漂白剂的味道：浓烈而苦涩。

我和莫莉在她位于德比的家中，在她一尘不染、充满艺术气息的客厅里闲聊——我们之间的地毯上放着一只古香古色的箱子，她给全国性的文摘小报，光鲜的时尚杂志，模糊、低分辨率的乐迷杂志和严肃的科学通讯文摘所写的文章和评论的剪报从打开的箱子里溢了出来。

她竭力不让自己在回忆中哽咽。"这确实很难，"她解释道，"想想那间可怕的屋子，而我的室友对发生的一切一无所知。还有，我的家庭也对我毫无帮助。"

相亲相爱和一团糟

莫莉在卡斯尔顿长大，那是位于德比郡峰区希望谷边缘的一个风景如画的小村庄。她的母亲是家庭主妇，父亲则做着售卖古董的营生。她曾在那里度过了无忧无虑的童年，至少，她的母亲是这样认为的。母亲会给莫莉和她的妹妹做衣服，包括学校的校服。她也会做果酱，把它涂在黑面包三明治里作为莫莉姐妹的午餐。"我想，妈妈愿意把我们家想象成《沃尔顿一家》（*The Waltons*）。"虽然莫莉的父母出身贫寒，在公有住房区长大，但是钱对于他们来说不再是个问题。她父亲的生意出奇地好。她们一家在撒切尔时代实现了财富积累，也迅速提升了社会经济地位。我问莫莉是否觉得自己出身于中产阶级家庭，她摇摇头，说自己的家庭只能算是"暴发户"。

莫莉记得自己 8 岁时，曾经在上中学之前央求父母送她去私立学校。她非常渴望去那所学校，并且清晰地记得她和村庄里一位同伴父母的对话，他们给她留下了深刻的印象，令她意识到赢在人生起跑线上有多么重要。但后来，莫莉被送去了当地的公立学校，而她的父亲却买了一辆宝马汽车。多年之后，莫莉因被她称为"爸爸计划"（Project Dad）的项目，才得知了那辆宝马汽车的价钱和私立学校的学费。

然而，莫莉在学校却如鱼得水。她姿色出众，受人欢迎又雄心勃勃。她是英国广播公司儿童新闻节目 *Newsround* 新闻采编部的一员，经常写舞台剧和广播剧的剧本，然后拉着朋友一起排练和演出。她也会不按常理出牌。"我常常别出心裁地搞点事儿出来，"她说，"我曾经跑去找校长，跟他讲：'你知道今天是全国比萨日吗？'然后让他给我们订了比萨。"莫莉在学校的体育馆开了自己的体育课，并且鼓励其他同学报名参加。她的脑子里总有许多复杂详尽的计划，为了描述自己那时的状况，她直接借用精神病学课本里的一个词：思维奔逸。这个词语通常用来描述所谓的躁狂性精神障碍，诸如双相障碍，形容一个人思如潮涌，话题转换得突然。

当然，这也是一个精力充沛且求知欲旺盛的孩子再正常不过的特点了。我在此停顿只是因为莫莉接下来说的，"我确实与众不同，尽管没有人因此而欺负我"。

"你爸爸做了件坏事，"莫莉的母亲告诉她，"但这跟你没关系。"

莫莉那时 11 岁，只能躲在浴室里。她听到母亲歇斯底里地冲着父亲嘶吼，让他滚远一点："孩子们在睡觉，孩子们在睡觉！"

她的父亲夺门而出。

据莫莉的母亲所言，她的父亲出轨了。随之而来的是他们的婚姻以充满激烈冲突的方式迅速瓦解，莫莉和妹妹被夹在双方之间。莫莉的妹妹处理创伤的方式就是把自己关起来，谁也不理。

莫莉成了母亲的倾诉对象。她的母亲开始酗酒，会在大半夜把莫莉叫起来，醉醺醺地坐在床上，跟她讲父亲有多么混蛋。这是一段非常糟糕的时光。沃尔顿一家相亲相爱的家庭氛围没有了，一段被莫莉称为一团糟的岁月开始了。

由于无法再从家庭中获得温暖，莫莉开始在学校寻找宣泄的方式。莫莉在 12 岁时，经常逃学，和朋友跑到乡下一起吸大麻，或者沉迷酗酒，直到她生病。到了 14、15 岁的时候，她去夜店，发现了威力更猛的毒品，开始追求更大的刺激（吸食五英镑*一卷的"粉色香槟"）。莫莉逐渐失去了生活的方向。有一次，她逃了戏剧课，跑到卫生间抽烟，突然想放把火，于是点燃了吊在塑料外壳内的卫生卷纸。她感到无聊、忧虑，却又无力改变现实。随之消逝的还有她孩提时的雄心壮志。莫莉最终以四个 C 的成绩拿到了普通中等教育证书，她对未来唯一的计划就是成为清洁工，然后可以买漂亮的衣服，继续去夜店。

我问莫莉，她的父母如何看待这一切？莫莉回答得很简洁："妈妈已经很努力了，但你怎么能指望一个醉醺醺的酒鬼抚养她的孩子。"

她的父亲此时已与新女友生活在一起，却站了出来。讽刺的是，父亲许诺给莫莉买一辆有铝合金轮圈的黑色菲亚特乌诺，而他的条件是要她继续上学。莫莉进入了当地一所大学学习时装设计，这门课程经由英国商业与技术教育委员会认证。莫莉觉得学习这个专业可以得过且过，却没想到自己在这方面

---

* 1 英镑约合人民币 9.0 元。

很有天赋。在精神状态方面，莫莉知道自己没有什么好转，用她的话说就是仍在刀刃上行走。她回忆起大学时的一节插画课，她抽完烟后回到教室，刚坐下就感到崩溃。她巨大而喧噪的抽泣声起起伏伏，持续了半个小时，没有人可以让她平静下来。助教只好把她送回了家。即便如此，莫莉还是搞不清楚自己怎么了。也是在那个时期，她和男朋友分了手，然后滥用泻药，患上了她所说的"功能性贪食症"。

尽管如此，莫莉在学业上表现出色，两年后，她穿着自己设计的裙子参加了面试，成功申请到去密德萨斯大学（Middlesex University）学习时装的机会。她搬到了伦敦，住进了贝斯纳尔绿地一处由政府兴建并出租的公寓。这套公寓呈现 20 世纪 60 年代的风格，表面覆盖着橘色的层压板材。莫莉很喜欢这间公寓，添置了古香古色的孔雀椅，还买了特莱切科夫（Tretchikoff）的版画挂在墙上。她喜欢她的室友，喜欢她的课业。她在努力安置一个家。她从自己曾经的一团糟的生活中渐渐回到正轨，但事情的发展却变得更加糟糕。

重生

虽然记忆已经有些模糊，但莫莉依稀记得，她在学生活动中心的酒吧感到特别不舒服。她担心母亲还在酗酒，因为自她搬来伦敦后，就再也无法照顾母亲了，而父亲也帮不上忙。她担心自己不如班上的其他女孩儿那样苗条，担心室友想和她一起搬离贝斯纳尔绿地的公寓，为的是找一个大一点的、可以容纳第三个人住的住所。她还为自己为什么有那么多的忧虑而烦恼，并且对自己的性欲感到困惑。在别人眼中，她一定已经显得相当苦恼了，因为有人主动接近了她，想为她提供帮助。

因为修同一门课的关系，莫莉对这个主动提供帮助的女孩儿有一点儿了解。她来自韩国，给莫莉留下成熟稳重的深刻印象。她愿意花时间了解莫莉的状况，并且给予适当的鼓励，这让莫莉非常感动。她告诉莫莉："你会看见那束光的。"那时，莫莉已经把女孩儿看作了天使的化身。

接下来的一星期，莫莉除了婴儿饼干，什么都没吃。她没有跟任何人说起自己的想法，但是直觉告诉她，如果想"看见那束光"，首先要"重生"——这让她和食物的关系变得更加复杂。她觉得可以通过吃婴儿饼干和自己的内在小孩沟通。然而什么都没有发生，于是她决定要更进一步。如果完全禁食，莫莉认为她可能进入一种特殊的意识状态，从而在那种状态里见到上帝。接下来的七个月，她所摄入的食物都只是为了生存。她早上吃半块瑞维他（Ryvita）饼干，晚些时候只喝一碗低热量的汤搭配半个水煮的洋葱。但莫莉还觉得她吃得多，所以又开始滥用泻药，一次就吃掉整整两包。她变得骨瘦如柴，并且出现了闭经的状况，还因为病毒感染而不断地生病。一天晚上，她又和朋友去了夜店，并且服用了摇头丸。她走出夜店抽烟透气时，跟保安说了几句话。这引起了保安的注意，他让莫莉赶快和朋友一起回家。莫莉只记得当时有一种强大的迷失感。第二天，莫莉清醒后确定自己犯了很严重的罪，警察正赶来抓她。

闻一下

　　莫莉作为逃犯的生活开始了，也是在这个时候，她开始进入一家全国性的报社工作。

　　那时莫莉正在读大学二年级，她在报社时装部实习。这项工作基本都是一些琐碎的杂活，大部分时间她都在为拍摄整理服装，然后把衣服打包还给供应商。其他实习生都不想做这类工作，他们更想写故事。但是莫莉无所谓。她那时想成为一名时装助理，和其他工作比起来，这项工作好像可以帮她实现这个心愿。实习两个星期之后，报社留下她做一星期一天的兼职。她说自己是"得力助手"。报社提供的报酬就是支付她公交周卡的费用。

　　同事都喜欢她。她工作勤勉，讨人喜爱，时尚又有魅力。她很清瘦，好像随时准备去参加聚会。她就是为时尚圈而生的。"时尚圈有它独特的贪食症。"莫莉说，"它会牢牢锁定那些年轻的、新鲜的人，恨不得一口把你吞下去，等你老了、过时了，再毫不留恋地吐出来。"

　　她那时和一对三年级的学生情侣居住在伦敦东区的哈默顿。丢钥匙、信用卡已经成了莫莉的习惯，一天晚上，她又把自己锁在了外面。两个室友都没回来，她只好在附近的酒吧等他们，为了充饥，她点了几听吉尼斯黑啤酒。她那晚喝了很多，在酒吧关门的时候被赶了出去。莫莉开始害怕起来，因为她此时身处的街区以高犯罪率闻名，被称为"谋杀路"。为了进屋，莫莉只好打碎了厨房的窗户。室友回来后，冲着莫莉大声呵责：

"你这个酒鬼，你这个厌食症患者！"顿时，莫莉的眼泪夺眶而出。他们的友谊走到尽头，莫莉又得搬家了。

但在报社，莫莉却更容易被接纳，也更有安全感。"尽管他们像一群鲨鱼。"她大笑着说。莫莉被提拔做了时尚助理，为时尚副编辑跑前跑后。她从学校退了学，一心一意做着这份工作。

莫莉仍没有收到任何有关她的进食障碍或者那些稀奇古怪的想法的专业建议，也没有人告诉她该去寻求一些帮助。"如果这些事发生在现在，会不会有些不一样？"她想了想，"人们也许更愿意施以援手。但我没有分享我的想法，也不认为你们的想法有什么不对。"她决定要增加一些体重。莫莉最轻的时候体重大约仅有 32 千克，现在差不多有 44 千克，但是相对于 1.7 米左右的身高来讲，这样的体重还是有点轻。她的增肥策略是吸大麻，她说："可以用来缓解工作压力，也可以多吃点东西。"她在伦敦桥附近买了一些威力更猛的大麻，返回位于卡特福德的公寓后，在后院里吸食，然后回房间瘫倒在床上。也就是那时人们开始关注她。她的朋友和同事都知道莫莉在卧室里做了些什么。

她做了什么？

"眨眼睛。我在眨眼睛的时候，他们都在盯着我。我应该眨吗？还是应该一直睁着眼睛或者一直闭着？人们都在笑话我，嘲弄我，我不应该眨眼睛的。"

第二天晚上，一切都会重来一遍。

当然，莫莉不是第一个在吸食大麻后出现异常体验的人。但问题是这种异常情况即使在她不沾毒品的时候也多了起来。大约在这段时间，莫莉结识了一群占屋者，参加了他们的自由集会。有天她把钥匙落在了占屋者们在肖迪奇的驻地，第二天她不得不返回那里去取钥匙。她在门口等了很久，之后被邀请进屋去参观他们正在筹备的一个艺术作品展——哭泣中的人们的黑白照片。其中一张记录了一位哭泣的男人，他赤裸着蜷缩在地板上。她明白了。原来自己在集会上做过一些可怕的事情，而朋友们想通过这种方式告诉她，彼时自己的感受应该如照片里的男人一般。

大概也是在这段时间，莫莉和在砖巷某个画廊开幕时认识的男人发生了一夜情，之后莫莉决定去戴上避孕环。但这不是普通的避孕环。当她走出卫生诊所的时候，莫莉意识到他们在自己的子宫里安装了摄像头。这显然是英国国家安全局追踪她的方式。

———————

此时，我想和莫莉确认一些事情。对我而言，莫莉对以上两件事的理解有着截然不同的特点。一方面，她有一种抽象的、近乎梦境的想法——哭泣男人的照片就是她个人感受的指示牌。而另一方面，在我看来，则明显是更为具体的信念——她的避孕环是监视设备的一部分，是被英国国家安全局置于其体内以便追踪行迹的物件。莫莉的这些想法并非不着边际，她没有对别人的所思所想进行胡乱揣测，避孕环确实放置在她的身体里。它要么是英国国家安全局的摄像头，要么不是。

我仔细琢磨着，想搞清楚这些相对奇怪的想法是如何占据莫莉的思维的。

我们不断质疑和挑战从所谓的"现实世界"里接收的信息。就比如看真人秀节目，一方面，我们可以确定所看到的一切都是完全真实的生活情境，而另一方面，也会对特定场景的真实性产生怀疑，或者觉得所有的一切都是设计出来的。我们对世界的理解源于个人的经历和体验，但同时，我们也拥有怀疑这些经历的真实性的能力，并且在更多事实证据呈现于面前之时，主动调整自身的观念和认知。我在想，是不是莫莉那些奇怪的想法根本就不曾留给她任何怀疑的空间。

我问了她一个听起来多余的问题：你能肯定身体里的避孕环是英国国家安全局的摄像头吗？

莫莉点了一支烟，想了一会儿。我们在她的后院饮茶，一起坐在一小块洒满春日阳光的空地上。"我没那么肯定，如果很确定的话，我会更加崩溃。这些念头就像海浪一样，一波一波地涌向我。我并不总是那么想。就像——"莫莉停下来，用力嗅了一下，"就像你在空气中闻一下，嗅到一丝气味，只

不过这次涌现的是一个念头。"

莫莉举了个例子。她记得，有一天早上步行去位于金丝雀码头的报社上班。在路上，她路过了一个报摊，瞥见了刊登在《肮脏国度》（Sleazenation）月刊上的标题："我们需要革命！"这足以让莫莉闻到一丝气味。她想到了自己结识的那些占屋者。他们也许不只是外表看上去的那样。表面上，那些占屋者如此沉浸在艺术的世界里，但这个标题可能就是来自他们的信号。此时"9·11"事件刚发生不久，在莫莉看来，占屋者们想让她参与炸毁金丝雀码头的行动。他们想要革命，而和他们相识，又在大公司就职的莫莉，是安置炸弹的不二人选。她到了办公室，打开笔记本，拿着她的羽毛钢笔，尝试继续完成每日的工作清单——从冰箱里取出底片，为最近拍摄的照片拟标题，准备下次拍摄所用的服装，清理储物柜——自始至终莫莉都因为被逼迫去参加恐怖行动而深陷恐惧之中，她非常不想做那些事。

我感受到了莫莉在历经所有困境时身上所蕴藏的能量，即使在无人援助的情况下她依然能够保持谦卑。在我们的交流中，我第一次使用了医学术语。我说："你这种全力拥抱生活的态度太了不起了，你不仅积极努力地生活，而且还开启了自己的职业生涯，尤其是在你'有明显的精神病性症状'的情况下。"

我们沉默了一会儿。莫莉说出一番让我吃惊的话："听到你说这个词的感觉挺好的，因为我还没有跟谁真的讲过那个时候发生的很多事情的细节。我每次见医生时，都在谈最近遇到的问题，而之前发生的事情就有点被忽略了。所以，如果能明确那些念头确实是精神病性的，那其实挺好的，因为有时候我仍然会想，自己真的做了些坏事儿。"

不对劲的想法

莫莉在报社工作了一年半之后，她和编辑的关系变得越来越紧张。她发现自己愈来愈难以专心做事情，在工作中犯了很多错误。她记得她有一次之所以被申斥，是因为原本的工作计划是拍摄维多利亚风格的照片，而她带来的衬衣却没有维多利亚时代的特色。她听到编辑打电话说："我真的受不了她了。"莫莉知道这是在说她，于是开始计划下一次出逃。

这天阳光灿烂，在伦敦东南区某个公园里，莫莉爬上了一个郁郁葱葱的小山坡，俯瞰四周，心中筹划着未来。

她现在23岁了。莫莉打开笔记本，列出她的计划。"旅行，为残障人士提供志愿服务，完成学业然后攻读硕士。"莫莉笑着说，"还有一些愚蠢的想法……养一只马耳他犬，还有，嫁个说唱歌手。"

音乐，特别是嘻哈音乐，在莫莉的生活中占据着重要的位置，也是她决定把"去纽约生活工作"加入计划列表的主要动因，那是她所钟爱的音乐诞生的地方。而且令她感到欣慰的是，纽约很遥远。三个月后，莫莉坐在了去往纽约的飞机上。我在想她到底是在奔赴纽约，还是在逃离伦敦。她说，两者兼而有之。莫莉在英国国家医疗服务体系中获得过一些关于进食障碍的咨询服务，然而，她仍然没有提及在脑海中游移着的那些古怪而可怕的念头。莫莉开始意识到，自己的进食障碍和母亲的酗酒有关系，所以她以后最好不要住在离母亲家太近的地方。

莫莉在纽约找了一家位于东哈莱姆的廉价青年旅馆。她的室友大部分都是失业的演员，试戏间隙在汉堡王打工，一心期待着事业上的转机。

莫莉同样处于失业状态。出发前，她把简历发给了一家时尚生活杂志的编辑，但没有收到任何回复。到纽约后，她又发了封电子邮件："我到纽约了！"

现在回想一下，莫莉觉得，那位编辑对她是有些内疚的，也同情这个年轻女孩儿一路风尘仆仆地从英国过来。然而杂志社并没有空闲的职位，编辑就安排她在摄影部门做一些办公室工作。

自那时起，莫莉周围的东西开始变得绵软。莫莉记得她有一次准备和同事一起乘电梯上楼时，无论如何都不敢走进电梯。电梯的地板看起来像面团一样软，如果踩上去，她一定会陷在里面。于是，莫莉惊恐万状地阻止所有人进入电梯。

不久，一切都变得绵软了，包括莫莉自己在内。她感到自己的身体可以自由地扭曲伸展。莫莉将之归结为一种心灵体验，一种意识状态的改变。

出于非常实际的考虑，莫莉决定回英国。在纽约，她一个星期的薪水只有 50 美金。她已经透支了信用卡，现在工作签证也快到期了，如果坚持留下来，就必须非法打工。她害怕被困在纽约，连回家的机票都买不起。

在抵达纽约的数月后，身无分文的莫莉不得不返回了儿时的家，与母亲和妹妹生活在一起。

可疑的符号和信息开始充斥在她的周围，弥漫在生活中的每一个角落。

广播里正播放着一首由蕾切尔·史蒂文斯（Rachel Stevens）演唱的《好梦，我的洛杉矶前任》，对莫莉而言，那是伦敦占屋者所带来的讯息："好梦，你这个泻药滥用狂，等着进监狱吧。"一位在大学时认识的朋友给她打来电话，指出她已经掌握了莫莉在大学那段一团糟的日子里对她实施性犯罪的证据。朋友从没有说过这件事，莫莉也没有关于犯罪的任何记忆，但是她被这种想法深深困扰。她向银行索要了交易对账单，以便拼凑出自己过去五年的活动轨迹，她还熬夜搜索合作过的编辑们撰写的文章，从中找寻暗示她过去所作所为的只言片语，或是能够透露知情者的隐含讯息。

莫莉开始为进监狱做准备。她为上庭买了一套服装，还留了长发。莫莉觉得，如果可以让自己尽可能年轻漂亮地出现在法庭上，那也许就不会有人相信她真的犯了罪。

同时，莫莉一如既往地工作着。她参加了一门线上专题写作课，但每当电脑屏幕突然地闪一下，她都觉得有黑客入侵了自己的电脑。为了偿还债务，莫莉开始在诊所前台负责接待工作。一天早上，一位合同工以维修传真机为借口进了诊所，然后偷偷在传真机里面安装了监视器。莫莉突然变得歇斯底里，崩溃大哭，坚持认为她被监视了，有人已经在来抓她的路上了。她被要求回家休息，之后就因为严重的不当行为被解雇了。

凌晨三点，莫莉的母亲发现她趴在床底找监控设备。

因为再也承受不了与日俱增的恐惧感，莫莉只好向母亲坦白，母亲劝她赶紧看医生。在诊所里，莫莉看见小而高的候诊室窗户上面安装着铁栅栏，对她来说，这预示着如果把这些事告诉医生，自己即将面临的命运——被关起来。

莫莉灰心丧气，带着想要了结自己生命的念头见了医生，并且把一切和盘托出。医生给她开了安眠药，并推荐她找精神科医生做相应的评估检查。

现在谈起有关精神病性疾病的话题时，莫莉已经无所谓了。她在全国性报刊上讲述了自己的经历，又做了无数的演讲和访谈。"精神病性"对她而言已经不再是一个恐怖的词语，甚至在某种程度上有了安抚人心的作用。

但当她第一次面对它时却是另外一番情景。

莫莉喜欢接待她的精神科医生。他开诚布公地和莫莉讨论她的那些"错误信念"。自从整个世界都和她作对以后，她第一次开始认真地思考一个概念，即人的想法可以"变得糟糕"。以前，莫莉觉得思维和意念都属于灵魂层面，但与医生交流后，她开始重新审视自己的想法。莫莉觉得，那些思维和意念也会莫名其妙地生起病来。

医生将她推荐给了一个专业的社区团队，并且给她开了药，药物针对治疗的是莫莉那些非正常的想法。他并没有做任何的临床诊断，但是"精神病性"这个词语明确出现在莫莉的诊疗记录里，这是她在两个星期后的常规子宫颈涂片检查中发现的。

着火了

莫莉感到有点困惑，给她做检查的护士提到了她的避孕环，问她戴了多久了。但是莫莉没有戴过避孕环。她很肯定自己没有。如果有，她一定记得。

莫莉坚称自己没有那个东西，护士则非常肯定莫莉有——护士如此肯定，是因为她正在看着它。

那个避孕环就是两年前莫莉曾认为英国国家安全局放置在她子宫里的摄像头，如今她却对此毫无记忆。护士在电脑上调出莫莉的诊疗记录。莫莉看着电脑屏幕，这时，她看见了"精神病性"这个描述。

"我患精神病了吗？"莫莉问。

护士瞥了一眼记录："好像是这样的。"

回想起那个时刻，莫莉将之比喻为她发现自己身上的衣服着火了。"我将来可能会做一些危险的事情，"她解释道，"我曾在报纸上看到患有精神病的人杀害了自己的孩子。如果我有孩子，我很可能也会害死他们的。如果别人知道了我患的是这种病，他们一定会很怕我，这种感觉就像，你穿在身上的衣服着火了。我感到恐惧，觉得也许自己真的是个危险人物。"[1]

莫莉并不是唯一一个持有这种恐惧心理的人。对她来说，在这段时间里最为煎熬的，就是她的母亲和妹妹对她的害怕远胜于对她的关心。妹妹称她为"怪胎"，而母亲更是直接将她赶出家门。尽管不久后莫莉又被重新邀请回家，但她仍能感受到那份疏离。反思过去，莫莉明白，其实母亲和妹妹的反应只是因为她们对精神病怀着与自己相同的认知和误解。

她又提到了当初她用来形容自己家庭的那个词语：暴发户。"我们拥有一个大房子。"她告诉我，"但我们没有文化积淀和教育习惯。我妈妈是不会在网上搜索了解一下到底什么是精神病的，更不会找本相关的书来读一读。她的反应更像是：我们知道它，而且我们知道它很危险。"

（轻度）精神分裂症

莫莉在服用低剂量的抗精神病药物。她开始质疑自己的一些假设，也许自己并没实施过性犯罪，也不是一个恐怖主义者或谋杀犯。英国国家安全局也从来没有监视过她。夜里，莫莉睡得安稳了些。

但是她与母亲和妹妹的关系依然紧张。在重返伦敦之前，她又去纽约小住了一段时间，而后就继续在伦敦以令人目眩的速度更换着工作和住处——她说这是野兽的本性。

一头患有"精神分裂症"的野兽。

　　莫莉在伦敦看的精神科医生最终为她提供了诊断结论。医生在"精神分裂症"之前加了个前缀"轻度"。尽管她为之感到困扰与受伤，莫莉还是成功获得了伦敦传媒学院新闻传播学的大学预科学位。她成为一名自由撰稿人，终于有钱付房租了，还谈了恋爱，尽管她的伴侣一直不愿接受她的诊断结果，并且会因为莫莉社交回避的表现而深感沮丧。她鲜少出门，宁愿在家度过漫漫长夜，在网上查找关于精神分裂症的文章。

　　她偷偷地跑到橡胶树（Gumtree）网站，写下："我有精神分裂症。这里有人也得这个病吗？能跟我聊聊吗？"

　　她因为回复给她的一些故事而震惊、难过，那些故事里面充斥着可怕的虐待、强奸、儿童性侵。"我开始以新的视角看待我的故事。"有一次，莫莉去见医生，一个男人也在接待室里等待。"他的脸上全是烟头烫的伤，"她说，"他在非常狭小的空间里来回踱步，然后用烟头反复烫自己的脸。那时我总是担心我们这些人会在工作中受到欺负。但与所有我了解的一切比起来，这些忧虑就有些微不足道了。"

　　为了帮助一位患有强迫症的朋友，莫莉找到了一个民间的精神卫生互助团体，并且经常与他们在女王公园里的咖啡馆碰面。莫莉在那里交了很多朋友。同时，她成了自由职业者，接了一些有意思的工作：给两个国家性报纸写博客文章，还与英国电视四台进行项目合作。她偶尔也会写一写自己患病的点滴。这段时间，她遇到了新男友，谈着恋爱，四处旅行。几年里，莫莉的生活又重回正轨。她开始阅读传统精神病学中最著名，也是最具标志性的批评家 R. D. 莱恩（R. D. Laing）的作品，并且在一位朋友的支持下，决定慢慢停止服用药物。

莫莉自我感觉很好，甚至还要更好一些。她开始有一种被她称为"偏执狂的对立面"的感觉。自己不再是可怖命运的中心，反而世界上所有的人、事、物都在给予她帮助。她好像如巫师、萨满一样具有特殊的能力。莫莉和男朋友分手后依然保持联络，她也觉得，这应该是她所遇到的最好的事情。

当莫莉步入 29 岁，她开始考虑她的职业选择。一个时尚传播专业讲师的工作机会出现在她面前。这意味着她又需要搬家，而这一次是去南海岸。面试时，她做了一场主题为"时尚作者都爱吹牛"的演讲，讲述了自己即使给美国的《尼龙》（*Nylon*）杂志写封面故事，也不过只拿到了 30 美元的报酬，她想诚实地告诉学生，作为时尚传媒的自由撰稿人都会为生计而奔波挣扎。

面试官喜欢她的演讲。于是，莫莉得到了这份工作。

在仅仅两个月的时间里，情况急转直下。一个对莫莉心怀不满的学生在网上找到了一篇她写给《镜报》（*Mirror*）的文章，内容是她患病前后的经历。这篇文章在脸书（Facebook）上疯传，现在，每个人都在读她的故事。

"这太可笑了，"莫莉说，"我成了个笑话。"

工作已经搞得她有点焦头烂额了，尤其是每星期二早上一个小时的授课，这并非莫莉擅长的领域，但她仍要面对 140 名学生侃侃而谈。授课压力让莫莉的体重下降了很多，她把这一天称为"厌食的星期二"。她形容憔悴，开始有了自杀的念头。"我是一个被学生欺负的老师，"她告诉我，"我能做的只有祷告。我跪下来，祈祷着，让我死去吧。"

当莫莉在上研讨课的时候，院长敲开了教室的门："你现在跟我到人事部门来一下。"

对于目前面临的问题，学校的解释是，莫莉没有在求职时说明自己患有精神疾病，也没有说明她曾经因此被解雇，然而她却把这一切诉诸笔端，在文章中记述了在诊所负责接待工作时的经历，以及她相信有人确实在传真机里放了监控设备，和之后发生的事情。莫莉被问及还有什么想为自己辩解的。她有。她说自己以前是服药的，但因为后来意识到根本就没有精神分裂症这回事儿，所以再也没去碰过它。她说自己没有精神疾病："事实上，我有超能力，就像萨满一样。"

她的上级解释道，他们认为她无法应对脸书上散布的流言，而且他们也有避免让她处于重压之下的责任。

当莫莉收拾东西的时候，同事们齐刷刷地低下了头。莫莉再一次被扫地出门了，她无比绝望。

浓烈而苦涩

莫莉笑着摇摇头："我在这之后住的公寓非常小，可以一边做意大利面，一边上厕所。"

她拒绝向命运低头，继续寻找工作机会，最终落脚在伯明翰破败的市中心，为一个乐队做公关，同时为《薇丝》(*Vice*)

杂志写文章。她的思想在此时又开始崩溃瓦解，那种自己是在逃犯的恐惧又回来了。在清醒的时候，莫莉想过再去看全科医生。她已经有好几个月都没吃抗精神病药物了，但是在偶然来访的父亲的鼓励下，她想再试试那些药。她曾在当地医生的诊所登记，但是由于过于繁忙，从来没有预约看病。

此时《每日镜报》刊登了对她的诋毁文章，她成了英国的头号通缉犯。民间义务警员团体伺机报复，当地书店里卖的书也全是在讲她和她那病态、不健全的家庭。

她成为对他人而言的威胁，甚至对自己都感到害怕。

命运只给她留下最后一条路。为了不被认出来，莫莉一直低着头，抄近路走到了超市。"我觉得如果喝漂白剂的话，一旦喝进去，就不会再吐出来了。"她解释着。

在我们交谈的过程中，莫莉第一次泪流满面。对她而言，讲述太过痛苦，对我而言，倾听也不轻松。

那一夜，如果有一件事情是美好的，那应该是总算有一道微光，照进了包裹着莫莉思绪的茫茫无尽的黑暗。

莫莉先是吞下了半杯漂白剂，呕吐之后，又喝了剩下的半杯，然后就坐在床上等待着死神的降临。突然，她看到了那束光亮：即使是十恶不赦的罪犯，在这个世界上，应该依然有人愿意帮助他们。她才29岁。人可以重塑，人可以改造。也许在她做了这么多可怕的事情之后，仍然有人对她抱有希望。

她站起来，忍受着喉咙深处的灼痛感，来到走廊的公共电话旁，拨通了999*。

在急诊病房，莫莉需要先做检查以确定有没有怀孕（因为漂白剂有可能对胎儿造成伤害）。为了减少痛苦，医生先给她静脉注射了镇痛剂，然后又让她喝了牛奶。值得庆幸的是，漂白剂没有给她造成不可逆的伤害。

早上六点，莫莉在医院待了12个小时之后，想抽一支烟。她因为恐惧而拒绝与任何人交流，只能走出病房去寻找掉在地上的烟头。

她站在门口，深呼吸，为对付门外那些架起"长枪短炮"的媒体做着心理准备，他们一定都在等着看这位英国头号通缉犯的样子。当她走出去，却只遇到一片清晨的静谧。环顾四周，莫莉困惑不已。

当莫莉逐渐恢复，可以离开急诊病房时，她却被安置在一部轮椅上，医护人员用毛毯裹住她的膝盖，然后把她推上了一辆救护车。

她不知道自己会被带到哪里。

他们开着车，横穿大半座城市，最后停在一栋红砖建筑前。她被带了进去，这个房子给她的第一印象就是走廊里充满一股尿骚味儿。莫莉先遇到了一个牙齿都坏掉的老女人，女人

---

* 英国紧急电话号码，用于请求警察、医疗或消防服务。

问她来做什么。莫莉告诉她自己是英国的头号通缉犯，那个女人听后放声大笑。

莫莉在这家精神病医院待了一个星期。

她不断给父亲打电话，求他来接自己回家，告诉他这里就像个监狱，她已经无法忍受。

在重新确定了用药方案之后，莫莉被准许回家了，她回到了父亲和他女朋友的家。社区精神卫生团队的护士来看望莫莉，莫莉非要她交出自己的诊疗记录。她需要明白到底发生了什么，也想知道自己的诊断结果。诊疗记录上的"轻度"二字被划去，莫莉患有的是"偏执型精神分裂症"。

这给莫莉带来一记重击。她感受到自己生命的终结。她再也不会有男朋友，再也不能工作。她的父亲开始考虑将房子拓建出一间独立屋，这样莫莉可以在此靠救济金生活，而他们也可以照看她。

就这样吧。生命结束了。

如果说，奇怪的被迫害的念头是莫莉思维模式中一贯存在的特征，那么同样存在的还有她的坚持和决心。

莫莉在她父亲那儿待了一个月后又回到自己的住处。自此后的七年里，她仍然作为一名自由作者和编辑工作着。

今天，我们在她的厨房里一起吃着比萨，莫莉给我看了她五年前写给《每日邮报》（*Daily Mail*）的一篇文章，关于存在心理健康问题的人如何在网上相亲。文章里嵌有一张她的大照片，文章的标题写着："单身女作者，31 岁，不错的幽默感，患有精神分裂症，愿识有缘人。"

她在写了这篇文章不久之后就遇到了她的新男友。他们共同在一家慈善机构为因刑事指控而被污名困扰的人们提供帮助。

莫莉没有完全摆脱自己犯过罪的念头，这种念头总在她的意识深处。现在，当面对这些想法的时候，她已经可以调节自己。同时，她也相信自己确实有精神病。我认为同时拥有这两种想法的感觉一定很奇怪。

她耸耸肩："是奇怪。但我已经不怎么受影响了。"

我告别了莫莉，让她不被打扰地继续度过这一天。

开车回家的路上，我的思绪一直停驻在我和莫莉谈话的最后时刻。当一个人认识到自己的信念是与现实脱离的，这对他来说意味着什么？而这种自我认知又是如何与这些信念互动，进而塑造这些信念本身的呢？

这些问题其实关乎我们如何理解精神病的核心。

现在，让我们来想一想问题的答案。

自知力

　　150 年前，伦敦南部的贝特莱姆皇家医院收治了一名 20 岁的女子安·丹斯（Ann Dines），她在那里接受精神病治疗。在诊疗记录中，她被确诊为"因失恋而引发的精神失常"。

　　伦敦国王学院认知神经精神病学教授安东尼·戴维（Anthony David）分享的这段掌故引来了演讲厅里的一阵笑声。[1]想象一下，这样的诊断对于一群精神病学的专业人士和研究者来说，确实有一点可笑，然而我却觉得这其实是一个非常好的诊断结论，至少，他们尝试在诊断中去阐明病因。毕竟，在我们的生活中，很少有事情能比失恋更具杀伤力了。

　　当戴维教授播放下一张幻灯片时，演讲厅里的气氛突然改变了。幻灯片里展示的是安·丹斯住院期间一张令人震撼的黑白照片。照片里的她身材瘦削，双肩被一件厚披巾包裹着，两颊深陷，眼神晦暗又极度不安。此时的安·丹斯已经不再是一个简单的案例，一件来自过去的奇怪制品或者一个听起来令人发笑的诊断结论。在那一瞬间，她成为一个真实的人。她在经历痛苦。安在照片里戴了一个用枝条编成的王冠。她的"精神失常"源于她相信自己是女王。

　　照片的拍摄者是休·W. 戴蒙德（Hugh W. Diamond，1809—1886），一名内科医生兼摄影爱好者，他认为前沿的照相技术会对精神病患者的治疗有帮助。他想给精神病患者看他们在生病时的肖像照，以此引导他们建立"准确的自我意象"。为了让安·丹斯允许自己给她拍照，戴蒙德医生对她解释说，他希望能为所有受他照料的女王们拍张肖像照。安·丹斯对他的说法嗤之以鼻："女王！她们怎么得到的这个头衔？"

　　戴蒙德医生承认这一头衔是她们自己想出来的，但他补充说，你也如此，你的头衔也是出于自己的想象。

　　"不是！"她立刻反驳道，"我从没有这种愚蠢的妄想。她们确实值得同情，但我生来就是女王。"[2]

　　这里有个花哨的词：病觉缺失。它是一种疾病的症状，指患者并不认为自己患病。此种症状有时在中风患者或者具有其他神经创伤的患者身上有所体现。在所谓的精神分裂症中，有一种症状从表面上看来与病觉缺失很相似（表现相同，但成因不同），这一症状通常被称为"自知力缺失"，它也经常与妄想体验掺杂在一起。

　　安·丹斯的案例里还有一个多年来令人费解的现象，这

一现象在此之后也无数次地出现：一个身陷妄想状态的人，在
目睹他人拥有与自己完全相同的妄想体验之后，完全有可能认
为只有他人是糊涂的、错误的或者生了病的，却从未进一步推
断，自己应该也身处同样的境况之中。在这里需要注意的是，
我们不能认为"自知力缺失"是患有"精神疾病"的人群所
独有的缺陷。自知力（以及自知力缺失）一直是我们所有有意
识生命的一部分。当我们将自己与他人比较的时候，我们倾向
于把自己挑出来，与他人区别对待，这基本上是一种普遍的人
类特性*。举例来说，安东尼·戴维曾经做过一项研究，研究内
容是医生对于接受来自医药公司的礼物和好处的态度。他发现
61% 的参与者认为，自己不会在开具处方时受到这类事情的影
响，然而，仅有 16% 的参与者认为他们的同行也不会受到类
似的影响。[3]（此刻，演讲厅里大家笑得收敛了一些。）

1952 年，苏联精神分析师格雷戈里·济尔博奥格
（Gregory Zilboorg）曾写道："在所有含义不明的术语中，最
具有临床意义且最难理解的就是自知力。"[4] 时至今日，这样的
观察结果依然可以引发共鸣。在"精神疾病"的语境下定义自

---

* 这种现象从"虚幻的优越性"——普遍存在的认知偏差中可以得到很好
的证明，即人们（既非"妄想"亦非具有"精神疾病"的普通人群）在他
人拥有与自己同等水平的特长和能力时，倾向于高估自身的特长和能力。
这种现象有时被称作"乌比冈湖效应"（The Lake Wobegon effect），取
自加里森·凯勒（Garrison Keillor）构想出的一个虚构的城镇名称，在那
里"所有的女人都强壮，所有的男人都美貌，所有的孩子都优于常人"。

知力，是一件非常复杂的事情。从一开始，不同的职业规范就给了它不同的诠释。

如果进入一位私人心理治疗师的咨询室（一般有柔和的陈设，装裱的艺术品，大地色的地毯，以及从某处传来若有若无的香味），你或许可以将自知力理解为一种不断变化的情绪意识和思维意识，它取决于过去发生的事件是如何影响你现在的认知、情绪和行为。

然而，当你进入市中心的公立医疗服务系统，那里的急性精神病病房的诊疗室（一般有条形照明灯，塑料椅子，枯萎的盆栽，以及从某处传来若有若无的大麻味）会让你对自知力有不一样的理解。自知力的概念被简化成你在多大程度上同意医护人员做出的你"生病了"的结论，以及你在治疗过程中有多配合。如果你表示赞同和配合，证明你的自知力完整，反之，则代表自知力缺失。这样的立场是有问题的，相当重要的原因是精神病学具有极强的主观性。在一次我与罗宾·默里（Robin Murray）教授非常坦诚的访谈中，这位精神科医生和精神分裂症研究的顶尖学者告诉了我一件发生在他职业生涯中的故事。一位多次进出医院的精神病患得到过几种不同的诊断结论。一位实习医生向默里教授介绍这位患者的诊疗史："四次被诊断为精神分裂症，三次为双相障碍，两次为分裂情感障碍。"默里教授回复道："这太荒唐了，这明明是双相障碍。到底是哪些精神科医生会给病人做精神分裂症的诊断？"此刻实习医生的嘴唇开始有些颤抖。"嗯……教授，"他回答道，"您是其中

之一。"⁵

　　我们之后会再探讨精神病学诊断到底可以准确到什么程度的问题。此刻，我的观点非常简单：如果因为不同意专业人士的诊断，就被当作病理学概念上的"自知力受损"，这种做法在诊断结论可以如此开放的精神病学领域，是有些过分的，甚至是不厚道的。

　　奥伯里·刘易斯（Aubrey Lewis）教授因提升了二战后精神病学的国际地位而被广泛认可，他将自知力定义为"对自身的病态改变的一种正确态度"，但他也认为，在这一定义中，"正确""态度""病态"以及"改变"这些词语都值得我们进一步考量，并且，他还强调了"在词语解释中会存在不可避免的主观偏差"。⁶前文中莫莉的经历告诉我们，自知力绝不是有或者无的问题，并没有一个开关可以对它加以控制。一个人完全可以对自己"精神状态上的不适"有一个大概的认知，而且可以一边详细说出妄想的症状，一边又在某种程度上怀疑这些妄想存在的真实性。从多维度的角度审视自知力，以及了解与自知力相伴而生的意识状态的多元性，是我们能够真正理解自知力这一概念的关键所在。

　　R. D. 莱恩将精神分裂症描述为"个体在无法生存的情境中所创造的独特的生存策略"。⁷也许安·丹斯戴着她那用枝条编就的王冠就是为了做一会儿女王。这样做不仅是为了显示她的重要性，也是为了补偿她那颗受伤的心和填充不堪忍受的不满足感。我们却无情地将此当作"自知力差"的表现。最重要的是，这和精神失常没有什么关系。她和那些想象着自己拥有皇室头衔的可怜的患者是不一样的。

安东尼·戴维教授利用功能性磁共振成像技术（fMRI）所做的实验显示，大脑皮质中线结构中细微的功能缺陷可能导致了精神分裂症患者的自知力缺失（大脑皮质中线结构在人类自我意识这个奇妙的领域扮演着重要的角色）。[8]然而，就如同神经科学领域里的很多研究一样，该实验的样本量很小，而过小的样本量会严重削弱研究的可靠性，这一点已经在神经科学研究领域得到了证实。[9]我想强调这一点是因为，我知道，把精神疾病视为生物学变异或者大脑中化学物质失衡的解释是很具有诱惑力的。公众很容易受到这类解释的吸引，并且会非常相信它，特别是它的解释还搭配着看起来富含技术的图片。美国科罗拉多州立大学曾经做过一个实验，参加实验的本科生被要求阅读两类文章：一类是真正的神经科学领域的文章，而另一类是伪论文，文中论述的都是一些未经证实的观点，如"看电视会提高数学能力"。学生针对不同的论文观点给出自己的认同分数，结果显示，即使论文的成果再难以置信，他们也更倾向于相信配有人类大脑彩色图像的论文结论。[10]

我觉得有一个理由可以用来解释为什么神经科学的观点如此具有吸引力，那就是无论真正的科学原理多么复杂难解，但它看起来总是在简化一切：不用去担心"精神疾病"，因为有那么多真正聪明的人正在想方设法地攻克它。现在还没被攻克，要么是他们不够聪明，要么是还没到时候。科学家们对那些可以作为"精神疾病"有力证明的生物标志物（即可测量的生物学特性，用来标识特定的疾病）已经期待了多年，尽管我们离找到那些生物标志物的日子依旧遥远，但也只是遥远而已，它终会有被发现的一天。[11]

我们所有的生活经验，一切思维、情绪和行为，以及每一次的社交互动，都镌刻在我们的大脑组织上。对于这一点，我们已知晓千年。"这是我们的大脑，而非别的什么，它蕴藏着喜悦、兴奋、欢乐和玩笑，也赋予我们失望、忧伤、沮丧和悲痛。"希波克拉底（Hippocrates）曾抒写着他对于人类大脑的深刻思考，"因为这个器官，我们变得疯狂混乱，也担惊受怕。"[12]

机器里没有幽灵。对我们而言，这一切无非是大脑的掌控。

在适当的时候，我们还会重新探讨大脑的细微变化对于精神病的影响。目前，值得我们注意的是，相较于变幻莫测的复杂的神经回路，即便是最先进的科技，也会显得非常原始和粗糙。现今最具威力的功能性磁共振成像技术也只能以毫米为单位来定位区域内的活动，尽管听起来已经足够小了，但只要想一想，同样大小的大脑区域包含着 10 万个从事着各种活动的个体神经元，而这些个体神经元的活动是无法被现代科技手段以大特写捕捉的。[13] 这一观点的提出者大卫·伊格曼（David Eagleman）曾将今天的大脑图像和拍自太空的模糊的地球图片类比。在地球图像上，我们只能看到颜色，以及那些真正大的东西。毫无疑问，技术将会改进。我们会有谷歌地图！我们可以将图像放大无数倍，看得越来越清晰，看见很多我们难以想象的细节。[14] 据此我们可以得到一个合乎逻辑的结论："环境的"和"神经生物学的"理论将会完美地融合。当一个人被恐吓、被欺负、被虐待，或者因为爱情而感到失望的时候，我们可以知道到底是大脑里的哪根线路出了问题。

在这样的未来面前，我们那些笨拙的包罗万象的术语，诸如"抑郁""焦虑"和"精神分裂症"将沦为历史，取而代之的是更为精确的（毫无疑问仍旧会引发争议的）"微型电路"的故障。于是，在（位于太空殖民地的）演讲厅里，（穿着闪亮的银色服装的）听众们会因为听到这些过时的术语而哄堂大笑。

至于安·丹斯，看自己的照片好像真的对她的病情有帮助，休·W. 戴蒙德曾经记述："她在看见自己的肖像照后很高兴，之后又不断地谈论那些照片，这对于她病情的逐渐好转是决定性的第一步。随后，她完全康复出院了，并为自己之前的想象力开怀大笑。"

一个多么完满的结局。

然而，自知力的恢复并不总意味着快乐的降临。接受精神病学诊断经常与希望的消减、自尊的丧失相伴而来[15]，这就将我们带入了下一个棘手的话题。

污名与歧视

让我特别难过的是，当莫莉在诊疗记录上看到"精神病性"的描述时（本来是进行常规子宫颈涂片检查），她开始质疑自己，怀疑自己可能是个坏人，假若有朝一日成为母亲甚至有可能会伤害自己的孩子。这种质疑并非源于她曾经伤害过谁，而是因为她把"精神病性"这个字眼和暴力行为联系得非常紧密。

然后，当最终被确诊为偏执型精神分裂症的时候，她是如此坚信自己的生活不会再好起来了：不会再有男友，不可能再工作，甚至不能再独立生活。

"我难免会受那些荒诞的说法影响，"莫莉跟我解释道，"我相信在报纸上读到的那些事情。当我靠药物稳定下来以后，我通过和别人的交流，以及阅读很多心理健康达人的文章，才开始主动思考：'等一下，也许这是错误的，也许这不是真相。'"[1] 即便如此，当莫莉寻求自我教育的时候，她仍需要面对来自家庭和雇主的偏见。一个让人难以接受的事实就是，对被诊断为"严重精神疾病"的人来说，自身的症状远没有周围人的反应更令人痛苦。

在我们继续讨论之前，有一件事情需要弄清楚，绝大多数被确诊为精神分裂症的人是不存在暴力行为的。相反，他们易受伤的特质更有可能让他们成为暴力行为的受害者。一项美国的研究发现，在被诊断为精神分裂症的人中，成为暴力犯罪受害者的概率是成为因暴力犯罪而被捕的施暴者的 14 倍。[2] 所以，精神分裂症患者会对社会构成威胁的这一普遍看法是完全错误的。

另外，还有一件事也需要在此强调，即精神分裂症不是无期徒刑。要确定准确的康复率是一项复杂的工作，因为康复本身就是个因人而异的概念。对某些人而言，康复意味着"临床症状"的全面缓解；而对另一些人而言，康复则是一场长途旅行——是对幸福感和成长体验的主观改善，以及对个人生活状态的持续把控。这可能涉及随时间推移，个人将意义归因于经历，而并非强调回到早期的精神状态。当然也有一些人站在道德和哲学的角度上反对心理康复的说法。由服务使用者领导的活动组织"垃圾桶里的康复"就秉持这一立场，他们认为康复这一术语已经被精神卫生系统用作进一步约束和控制人们的工具。而康复概念的真正核心是自我管理和自我决定的能力，它不能用任何疗效观察指标进行评定。[3]

说了这么多，如果我们决定不弃用康复这个概念，那么到目前为止，根据我们提及的所有从所谓的精神分裂症中康复的标准（无论是临床标准还是更为深刻的个人标准），他们可以获得有意义和持久的康复，而且这种康复可以经常发生。[4]

格雷厄姆·索尼克罗夫特（Graham Thornicroft）曾在文章中写道："公众对于精神疾病的认知，是一杯浓烈的鸡尾酒，混杂着深刻的无知和致命的误传。"[5]

第一次见到格雷厄姆时，我正在制作一部关于精神卫生与媒体的广播纪录片。他是伦敦国王学院的社区精神病学教授，也是一位从事精神卫生污名研究的世界顶尖的专家。

我坦言，当我刚开始打算写这本书的时候，曾经决定自始至终不涉及关于污名的话题。

令我深感不安的是，污名话题已经成为精神卫生领域的主要议题，尤其是在社交媒体上。很多知名人士带头（尽管是出于善意）谈论和转发相关的文章，内容包括精神卫生领域的污名是什么，由污名引发的一系列问题，以及减少污名的必要性，等等。其实，我们对污名的讨论一直以来都在错误的方向上。

这也是格雷厄姆·索尼克罗夫特得到的结论。"污名的问题在于它是一个特别模糊的概念。我们其实对减少社会排斥做不了什么。"他想起了自己的故事。他母亲在他3岁的时候患了抑郁症。在母亲接受治疗的过程中，格雷厄姆和外祖父母住在一起。母亲服用的药物并没起任何作用，最终，她接受了电休克疗法，疗效显著。在母亲首次患病的一年之后，格雷厄姆回到了她的身边。后来，母亲受雇成为一名社区护士，但是她从来不会将自己所接受的这些治疗告诉工作中遇到的任何人，也从来不讲自己为什么需要请假。她担心如果说出来，自己就会被当作损坏的货物，可能因此失去工作。那是 50 多年前的事情，然而现在很多人的心中依然存在同样的恐惧，这不是没有根据的。在英国，每年有 30 万人因为精神卫生问题而失业。[6]

"'精神疾病'患者的生活因为大众观念和职业认知被限制住了。"格雷厄姆说。

现在，我们需要梳理一下。因为我们经常讨论的东西，也许根本就不是污名。

污名指的是一个人在特定的情境下对于羞耻、耻辱或缺陷的个人感受。被老板解雇自然会引发这种感受，被周围的人孤立和嘲笑也会引发这种感受。但是在以上的场景中，污名只是结果，而非原因。心理学家安妮·库克（Anne Cooke）和戴夫·哈珀（Dave Harper）认为，污名实际上是将偏见和歧视个人化。

"我们不会讨论作为一个女人或者一个非洲裔的污名，"他们解释道，"我们讨论的是针对女性的性别歧视和针对少数族裔的种族主义。"[7]

为什么当我们考虑精神卫生问题时就会容易将偏见和歧视主观化、个人化呢？有观点认为，现行的公众教育和反污名运动对这一过程起了推波助澜的作用。

　　2016 年，英国广播公司在它的旗舰频道 BBC 一台推出了一档节目《精神世界》（*In the Mind*）。公布节目单时，BBC 新闻频道主任詹姆斯·哈丁（James Harding）说道："现在我们需要停下来，思考一下属于我们这个时代的一个重要议题，它与我们每个人都息息相关。我们将倾尽所有，借助 BBC 的专业性、洞察力和理解力，报道与审视精神卫生领域里正在发生的事情。"[8] 这档节目里包含有几集纪录片，以及电视剧《东区人》（*EastEnders*）里一个与精神卫生相关的故事，还有一系列新闻和谈话节目。其中最受瞩目的一集，是由著名演员、喜剧人、全能型国宝级人物斯蒂芬·弗雷（Stephen Fry）制作的纪录片，名为《躁郁症的这点事：十年继》（*The Not So Secret Life of the Manic Depressive: 10 Years On*）。这是 2006 年新闻与纪录片艾美奖获奖作品《躁郁症的那点事》（*Stephen Fry: The Secret Life of a Manic Depressive*）的一部续作。在 2006 年的纪录片中，弗雷主要讲述了自己在经历高低起伏的情绪时所感受到的痛苦。续作以 2012 年斯蒂芬·弗雷在乌干达首都坎帕拉的画面开始，当时他正为了拍摄另一部纪录片，需要去采访乌干达伦理与诚信部部长西蒙·洛科多（Simon Lokodo）。这位部长被弗雷形容为"糟糕得冒泡的恐同者"。他曾经提出议案，将同性恋定为死罪。在纪录片里，我们可以看见洛科多竖起威胁的手指指向弗雷，咆哮着声明，如果弗雷想要宣传他的同性恋理念或者招募他人为其工作，他就会被逮捕。画面里充斥着戾气。在弗雷结束采访的时候，他明显在发抖。

镜头转回当下，弗雷正坐在他的精神科医生威廉·沙纳汉（William Shanahan）的办公室里，他们一起回忆了这次痛苦的会面之后发生的事情。弗雷记得当自己回到酒店时，他体会到了之前从未经历过的情绪低谷。"我在房间里转来转去，想分析一下到底是什么从我身上消失了。就好像我整个儿都消失了。我的一切都不见了。扑面而来的感受是，这就是末日。"

他的房间里有伏特加和药片。"我把所有的药片仔细地排成一行，不知道有多少片，"他说，"然后我就着药片，把伏特加全喝了。接下来我能记得的就是我躺在地板上，一位酒店工作人员窘迫不安地望着门口的地毯，说道：'我们得把他送到医院去。'"

回到伦敦的两天之后，弗雷决定去见精神科医生。他说："我对到这儿来的记忆很模糊……"沙纳汉医生接过话道："我来帮你回忆一下，你到了之后，你说你对自己还活着而感到遗憾。你很想死掉，觉得自己应该已经死了才对。"

这对一个人来说绝对是一段可怕的经历。我们也知道，弗雷后来在医院待了几天。"在 56 岁的时候，"纪录片中，旁白娓娓道来，"斯蒂芬被正式确诊为环性心境障碍。心境的起伏扰乱了行为。但是，伴随诊断而来的药物立刻让他的境况显著改善。"

这一幕结束了。

　　在我看来，斯蒂芬·弗雷那骤降的情绪与绝望的求助更有可能是由之前发生在他身上的可怕事件引发的，但让我觉得奇怪的是，节目里并没有精神科医生与斯蒂芬探讨这种可能性的镜头。

　　当时的斯蒂芬身处几千英里*之外，远离安稳的家园，面对繁重的工作，他不得不在一个声色俱厉的男人面前捍卫自己的存在与尊严，而这个坐在舒适的部长办公室里的男人，正在因为羞辱和威胁了这位访客而沾沾自喜，最后还恶毒地诅咒他。

　　也许这都不足以完全解释为什么斯蒂芬要喝下伏特加和吃下那些药片，但是，我几乎肯定这是其中一个原因。

　　我们并不知道在镜头之外，医生和病人私下交谈了些什么。他们很有可能详细地讨论了这些事情。我希望如此，但在这里，BBC 的电视节目并没有关于这种可能的呈现。

　　节目播出之后，一些批评的声音直指英国广播公司。在一封致英国广播公司的公开信中，利物浦大学的心理学教授彼得·金德曼（Peter Kinderman），以及上千位联名者指出了这档节目的问题所在。他们认为，尽管弗雷的纪录片，以及《精神世界》这档节目的推出着实用心良苦，但节目组的一些做法是错误的，因为他们想当然地把精神卫生问题视为生理疾病的体现，而罔顾这种观念本身就存在着广泛的争议。联名者包括了著名学者、精神卫生领域的专业从业人员以及精神卫生

＊ 1 英里 ≈1.61 千米。

服务的使用者。

联名信批评道：

> ……我们很难理解这些问题源起何处，是什么导致
> 了这样的状态持续，我们不能简单地只从大脑中寻找原
> 因，而更要关注人们的生活环境和周围发生的事件——包
> 括贫穷、城市化、童年受虐经历、霸凌、种族主义以及其
> 他形式的迫害经历。这些因素对精神卫生的影响已经被大
> 量的研究所证实，甚至它们的影响已经超过了生理因素。
> 研究显示，让公众了解这些非生理因素的重要性可以增进
> 人们对精神卫生问题的理解，从而减少污名，而且在很多
> 实际的案例中，公众对于非生理因素重要性的理解也更能
> 帮助到那些深受这些因素困扰的人。[9]

然而，看到这封信的人远比看节目的人少得多。

"看看那些整天喊着反污名的政客和决策者们，"心理学
家、作家露西·约翰斯通（Lucy Johnstone）博士说道，"他们
往往喊得最大声，但也正是他们，推行了那些把人们逼疯的
政策。"[10]

像许多为精神卫生终生奋斗的人们一样，露西·约翰斯
通在童年和青少年时期也经历了多于常人的苦痛。她的处理方
式就是把自己锁在卧室里，贪婪地阅读。那时正是 20 世纪 70

年代，反精神病学运动正进行得如火如荼。作为一位理想主义者，二十几岁的约翰斯通刚刚获得临床心理学家的从业资质，开始创作她的第一本书《精神病学的使用者和滥用者》(*Users and Abusers of Psychiatry*)。自那之后，她一直在这个领域深耕。我们相约在我们共同的故乡布里斯托尔见面，在那里我们的话题很快转向了政治——因为你很难在讨论精神卫生时避开污名，同样，你也不可能在认真思考与污名相关的话题时绕开政治。

"每一任政府好像都在拿反污名运动做文章，"约翰斯通说道，"特雷莎·梅也不例外。但他们做了什么能避免人们被福利机构盯上？做了什么应对越来越不平等的社会现状？又做了什么来控制临时工合同的飞涨？这些都是把人逼疯的事情。我们只要坦然地说出自己患有精神疾病，就能证明社会在进步吗？这绝对是无稽之谈。真是一种侮辱。这些全部都是由政治驱动的。请问之前的或现在的政府愿意谈论歧视问题吗？他们不愿意。他们愿意通过讨论反污名来表演他们的善意吗？是的，这正是他们在做的事。"

自2007年起，英国卫生部一直为"变革时刻"(Time to Change)这一倡议活动提供资金支持。该活动是由"关心"(Mind)和"反思精神疾病"(Rethink Mental Illness)两大慈善机构发起的一项全国性运动，旨在减少精神卫生领域的污名和歧视。多年来，我一直参与其中，包括每年的畅谈日(Time to Talk Day)——鼓励更多与精神卫生和心理健康相关的公众交流。

这有用吗？

我相信它有用，否则我不可能参与。但是我同时关注的是，越来越多的这类活动强调的也只是提高公众的觉悟，于公众知识层面的进步所做甚微。诚然，当要向朋友或者同事袒露自己的困境时，人们不再觉得难于启齿，这当然是好事。但是如果困境异常严酷——比如他们觉得非常绝望，简直活不下去了，抑或是他们看不到出路的时候——那么，对于他们的朋友或者同事而言，懂得给予什么样的反应绝非易事，更不用说如何正确地帮助他们 *。

即便如此，"变革时刻"确实通过改善他人的态度帮助了一些遭遇心理健康困境的人。因为接受税收资助，所以这项活动需要证明它的价值。该网站报道："英国全国性问卷显示，自 2008 年至 2016 年，在对待精神疾病的态度上，英国民众总体呈现了 9.6% 的积极转变，这就意味着大约有 410 万民众改善了他们对精神疾患的态度。"[11] 这看起来非常好。但是我觉得，当用单一的数字去评估"改善的态度"这么微妙的变量时，更需要详尽的解释。

正如格雷厄姆·索尼克罗夫特教授及其同事们所做的，如

---

* 如果你认识的某个人正在考虑结束自己的生命，而你又不知道该如何说、怎么做，我在此推荐一个由零自杀联盟（Zero Suicide Alliance）所做的培训。这项培训免费，完成需要 20 分钟，网址是：https://zerosuicidealliance.com/。

果仔细研究支撑这一结论的某些问卷，我们就会发现这些问卷对那些常见与不常见的精神卫生诊断没有做明显的区分。比如，一边是在我们的文化中存在消极刻板印象的精神疾病，诸如"精神分裂症"；而另一边则是更经常遇到和谈论的精神卫生问题，诸如"抑郁"和"焦虑"，对于这两种情况，我们就不能假定，公众会对它们一视同仁。[12]

　　这和别的疾病没什么两样，如果我得了癌症、折了一条腿或者患了糖尿病，你是不会只让我振作起来的。（以上这些宣传语几乎是所有精神卫生反污名运动的基本理念）事实上，这些说法有可能会增加人们对被诊断为精神分裂症患者的歧视，因为，如果我们知道他们确实患了一种大脑疾病，我们不会因为他们的怪异行为而去苛责怪罪，但是我们可能因恐惧而回避，把他们视为危险和不可预期的异类。[13]

　　就因为这些原因，很多人（我想，肯定包括上千名给BBC写联名信的人）反对政府所支持的反污名运动的宣传语，以及那些生物学和医学假设。

　　当然还有很多原因可以解释政府为什么热衷于支持这类活动。认同精神疾患的生物医学模型意味着他们不用再面对一个讨厌的难题，即"该如何处理这些怪异的、令人苦恼的且不需承担刑事责任的行为"。也许比较便捷的方式就是给它贴上"医学问题"的标签（就像癌症和糖尿病！），然后把它从政府管辖范围内干净利落地剔除。[14]

这是一个复杂的情况，不是一个名人带头发起的简单倡议就可以说得足够清楚和充分的。

精神疾病和折了一条腿一点儿都不一样。

然而，我们需要注意，别把生物学的精华和社会政治的糟粕一起丢弃*。身体健康与心理健康的类比也不是完全错误的。

正如精神病学家、博主亚历克斯·兰福德（Alex Langford）博士所描述的，当我们将目光聚焦到 2 型糖尿病时，我们就会发现，实际上，糖尿病很适合与精神疾病比较。在文章中，他将 2 型糖尿病与抑郁症做了如下对比：

> 1 型糖尿病发生的背后总是涉及同样的问题——胰腺细胞被破坏而导致了患者需要终生注射胰岛素，而 2 型糖尿病发生背后的生物学状态则更具多样性，这一点和抑郁症很像。在 2 型糖尿病中，高血糖水平主要是由于身体细胞对于胰岛素失去敏感度，而其他激素（如胰高血糖素和肠促胰岛素）也严重失衡。这与抑郁症类似，我们知道 5-羟色胺不是抑郁症中唯一重要的生物学指标。其他神经递质（如去甲肾上腺素和多巴胺等）也参与其中……并且，无论是抑郁症，还是 2 型糖尿病，都不只有一个病因。两种疾病都是由一系列单独的、小的致病因子共同作用而引

* 我总是让我的孩子们在社会政治的洗澡水中沐浴（作者把社会政治的糟粕比喻成洗澡水——译者注）。这种洗澡水对皮肤出奇地温和，也给我们在沐浴时间的交谈带来无穷的乐趣。

发的。对于糖尿病而言，比较大的威胁因素有肥胖，高胆
固醇，不合理的饮食结构，以及久坐的生活方式；而对于
抑郁症而言，近期负性的生活事件，坎坷的童年经历，以
及缺乏社会支持都是相对大的危险因子。生物遗传因素对
糖尿病和抑郁症都有着相当大的影响，但是并没有单一的
基因可以解释疾病的成因。

所以，这两种疾病一定有一些相似性。

同时，兰福德提到，可笑之处在于，即便将抑郁症与糖尿
病类比，有些人仍会坚持认为精神疾病的病患只需要振作起来
就可以了。他评论道："我们可以通过拒绝垃圾食品的摄入，
积极锻炼身体与减肥瘦身来减轻 2 型糖尿病，但很难用移除
生活压力源的方式（如辞掉一份忙碌的工作），或是施魔法
一般地删除受虐童年经历来改善个体的抑郁状态。"[15]

但是我们该怎么来应对精神卫生领域的污名呢？

露西·约翰斯通博士有一个相当激进的建议："摆脱污名
最快速简洁的方式就是抛弃精神病学的诊断标准。"

所以我们应该来聊一聊诊断标准了。

首先，让我们先来认识一位士兵。

士　兵

你发现一切都不是真的。

你曾相信自己对世界很重要，然后意识到这些都是假象。你的大脑狠狠地耍了你。你感到被欺骗了。

你渴望寻求意义。你为什么要经历这些？目的是什么？你怎么被关了禁闭，像笼子里的野兽那样哀号咆哮？你的母亲说，真像野兽。你不明白，为什么军队要选你去执行这次任务？

团体医疗日志，星历5027年3月，伦纳德·H.麦科伊（Leonard H. McCoy）博士记录：我在担心柯克舰长。他的不安逐渐加剧，同时呈现出情绪压力。我不知道舰长为什么会出现那些行为，也许是因为我们巡航太久，没有释放压力或者转移注意力的机会。他拒绝我给他做心理画像。

"我觉得你不对劲儿，爸爸。就像——"詹姆斯·伍尔德里奇使劲吸了吸鼻子，用袖子拂去了面颊上的一大滴眼泪，"就像《星际迷航》（*Star Trek*）里的柯克舰长，他压力太大的时候，就会做出错误的决定。然后，他就不得不离开一段时间。你就是那样。"

在过去的几个月里，家里的氛围异常紧张。詹姆斯的哥哥和姐姐已经搬出去了，只有詹姆斯和弟弟亲眼看着父母的婚姻分崩离析。父母的婚姻到今天这个地步，他觉得自己有一部分过错。他经常因为一肚子的忧虑而在大半夜把他们叫起来。他都担心些什么呢？核战争的爆发，国际基甸会分发的《圣经》里讲的那些事，还有他闻东西的方式。在学校，詹姆斯经常穿着一件像他爷爷在军队里穿的羊毛大衣。他会把脸埋在大衣粗糙的面料里，然后深吸一口气。他闻到了尿骚味儿，他很确定是这个味道。这让他保持清醒，但大多数时候是圣经里的内容让他清醒。我是路。我是光。詹姆斯花了太多的时间读圣经，从而压缩了自己的睡眠时间。他好像从来不睡觉。然后也一直不让父母睡觉，但他忍不住要这么做。

现在轮到 15 岁的詹姆斯出马了，他要出面阻止父亲遗弃他们。他不得不为了母亲和弟弟去劝说父亲。当然，主要还是为了他自己。他曾视父亲为偶像，非常崇拜他。父亲是英国皇家空军的总技师，他与生俱来的智慧，让人如沐春风的魅力，都在詹姆斯那里得到了继承。他站起来，注视着父亲。"这不是你。"他说了一些类似的话，已经 35 年过去了，他很难记住每一个细节。唯一记得的就是父亲的反应——他笑了。这是他的回应，他在詹姆斯面前笑了："你还年轻，还不懂，儿子。"父亲的回答令他觉得被羞辱了。父亲没有不对劲儿，而是有了情人。父亲的临别礼物是鼓励他申请维尔贝克学院（Welbeck College）的高级水平考试课程，这所学校是一所选拔非常严苛的专业院校，旨在为军队培养优秀人才。

"我不会抱怨军队，"詹姆斯不止一次地跟我提及这一点，"我从来没有因为在我身上发生的事情而抱怨过军队。其实是军队帮我找到了我天生的弱点。"

我们在詹姆斯的家中见面，那是一间狭小却舒适的屋舍，位于英国北德文郡的南莫尔顿——一座古老的集镇，俯瞰着风景如画的教堂。他在迎接我时先致歉，说如果我期待着新鲜面包的味道，那恐怕要失望了。"我们都吸烟，而且我们养了一条狗。我这就烧开水。"詹姆斯有着一种军人气质（至少给我这个平民的感觉是这样）。他刮了胡子，花白的头发剪得十分整齐。他的肩很宽，站得笔直，讲话自信而得体。此时的詹姆斯和两个月前首次在电话里交谈时的他判若两人。他那时刚从最近一次的复发中康复，那次复发把他折腾得够呛。他觉得背叛了自己。声音里透着厌倦和妥协："我已经 51 岁了。它们根本就不可能是基于事实的感受，为什么我还是会有那些感受？"

　　然而，当他将故事娓娓道来，我突然发现，真相、逻辑和情感需求好像给他那些奇特的信念提供了合理的依据。这些信念的产生可以追溯到桑赫斯特皇家军事学院（Royal Military Academy Sandhurst）那座冰冷的阅兵广场，也来自詹姆斯不想再被抛弃的绝望乞求。

宿舍里的真相

　　维尔贝克学院选拔委员会在韦斯特伯里的一座军营里开展了为期三天的严苛的集中考核。考核包括数学、物理、身体耐力测试以及突击训练课程——数十双邓禄普（Dunlop）绿色闪电运动鞋在木地板上摩擦发出的吱吱声，回荡在这座老旧透风的体育馆之中。他们一直被观察着。这种一直被观察、被审视、被评估的感觉令詹姆斯记忆深刻。

　　"你无时无刻不被观察着，即使在你不知道的时候也是如此。"詹姆斯记得，一次午饭时他的领带滑到了汤碗里，"天哪！我打赌他们一定看到了。"我有种感觉，他好像比那些观察他的人更严苛地注意自己的一举一动。

　　在英联邦数以千计的申请者中，只有75人会被维尔贝克学院录取。"他们想要看到你的领导能力，"詹姆斯解释说，"从15岁孩子身上看到领导能力。"在最后的面试环节，他站在三位穿着制服的男人面前，当然也承受着更多的、来自这间屋内的注视。三位长官坐在长桌对面，不停翻阅着手里的申请材料，其中一位问道："你父亲在英国皇家空军？那你为什么要加入陆军？"

詹姆斯想到了他的父亲，以及家里发生的一切："长官，我想'脚踏实地'地走好每一步。"

其中一位长官扬了扬眉毛，微微点了一下头。

通知书来的时候，詹姆斯暗暗期望那是一封拒信。家里的情况在过去几个月变得异常严峻。母亲发现了父亲出轨，家庭氛围变得让人窒息，在父母处理离婚事宜的时候，詹姆斯不得不搬去姐姐那里暂住。

他丧失了学习的动力，在学业上难以专注，普通程度考试（O-level）成绩也不理想，这出乎了所有人的意料。他对生活丧失了兴趣，对未来不抱希望。"我工不工作无所谓，"他告诉我，"我可以靠失业救济金过日子。我真的无所谓。"

但是维尔贝克学院的长官们显然在詹姆斯的身上看到了他们想要的特质。这一次又是父亲来鼓励他接受入学邀请。

詹姆斯那时还不知道，他的父亲正在计划和女朋友搬到沙特阿拉伯开启他们的新生活。他现在想，父亲送他去寄宿学校的目的，是不是想确保他可以在某种程度上得到妥善的安置。"我不知道。"詹姆斯随即把这一想法抛掷脑后，"我不知道他当时是怎么想的。"

在去学校的火车上，詹姆斯把一份报纸拿起又放下。他太紧张了，买报纸只是为了装模作样，其实他根本就读不进去。

在他看来，外在形象非常重要，如果报到时他在腋下夹一份报纸，会给人留下有教养的印象。

他还处在青春发育期。他身材瘦小，鸡胸驼背，长着一头卷发，很快他就得到了"阴毛头"的绰号。他提着一个带着闪亮的铜扣的箱子，穿着细条纹的三件套，衣服在他的肩膀上皱成了一坨。如今他和女朋友相隔甚远，仍在纠结自己是否做了正确的决定。

詹姆斯与路易丝邂逅于学校，当时他鼓足勇气送给她一张自制的情人节卡片，上面写着一首伤感的诗。在路易丝答应做他女朋友之前，詹姆斯都不敢相信自己会有这样的好运气。"她是学校里最漂亮的女孩儿之一，有 1/4 的意大利血统，鹰钩鼻，深色的皮肤。"最重要的是，詹姆斯特别喜欢她。他们开始约会，去当地的迪斯科舞厅跳舞，然后不久，事情变得严肃起来。"我被迷住了，爱得神魂颠倒，是那种热烈的属于 16 岁的情感。我父母正在办离婚。我猜我把很多感情都投注到这段恋爱关系里了。"

火车抵达了北诺丁汉郡的沃克索普车站。詹姆斯和一群新生在那里一起换乘了一辆小型巴士，前往维尔贝克学院的所在地——维尔贝克修道院（Welbeck Abbey）。一路上，詹姆斯一直低着头，他不记得和周围的新生有过什么交流，但当巴士的轮胎在这片土地的碎石路上碾过时，他第一次瞥见了修道院。时至今日回想起那一刻，他依然会起鸡皮疙瘩。詹姆斯深吸了一口气，缓缓呼出去。"我只是太震撼了，"他最后说道，

"那是个太美、太美的地方。"

詹姆斯一直有种感觉，那就是维尔贝克学院给了他前所未有的体验，尽管在来之前，他曾经读过常规的综合性学校。"单是和这些聪明、健壮、开朗、敏锐且积极的人们做同学，就已经像是呼吸到了真正新鲜的空气。"他回忆道。

谈及他的英文老师，詹姆斯觉得他很像《死亡诗社》（*Dead Poets Society*）里罗宾·威廉姆斯（Robin Williams）扮演的那位老师。他记得，英文老师把整个班级带到一个室外的下沉式花园，他们围坐在新月形的游泳池旁边，老师就在那里给他们朗诵诗歌。

这和我想象中的军事高中一点儿都不一样，但这里是培养男孩子成为高级军官的地方。除了高级水平考试（A-level）的课程，学校还会传授为人处世之道、书信写作，以及抵达鸡尾酒会、晚宴、早餐会的合适时间。还有什么时候可以迟到，可以迟到多久。

这些男孩儿个个都穿着夹克衫，笔挺的长裤，亮闪闪的皮鞋，也会为了突击训练和阅兵演习而穿上军装。他们住在集体宿舍，那里呈现着他们的真实生活。"他们在某种程度上挺刻薄的，"詹姆斯告诉我，"或者说，他们可以变得很刻薄。我们在宿舍里轮流说对其他同学的感受，讲述对彼此的看法。如果有人知道自己不招人喜欢的话，会感到被孤立。"

那同学们是怎么看待他的？

詹姆斯毫不犹豫地说："他们觉得我很敏感，我确实非常敏感。"他也很容易害羞，会因为老师单独把他叫起来在全班面前讲话而脸红。詹姆斯彼时还会因为父母离婚而感到焦虑不安。在维尔贝克学院学习的第一年的三个学期，他回家时住过四个不同的房子。然后，他收到了路易丝的分手信。"我的心好像突然摔在了地上，"詹姆斯告诉我，"我连续三四个晚上都很早上床，为的是把头蒙在被子里一直哭到天亮。我觉得自己一下子失去了好多东西。"

其他同学可能会说詹姆斯敏感，但大家仍然喜爱和尊重他。当他被路易丝甩了之后，詹姆斯的许多朋友都想写信给路易丝，想劝她不要离开詹姆斯。詹姆斯没让他们这么做，但他很受感动，这证明朋友们很关心自己。在许下毕业后就参军的承诺后，詹姆斯终于在维尔贝克学院找到了他可以依靠的家人。

"那里就像家，"他告诉我，"我属于那儿。"

罗阿伦连队

毕业时，詹姆斯宣誓效忠女王陛下，并且签字表示同意遵守英国国家机密法案（Official Secrets Act）。从维尔贝克学院毕业之后，18 岁的詹姆斯正式成为英国陆军的一名二等兵。同时，他也进入了桑赫斯特皇家军事学院，成为一名军官学员。如果能顺利从这里毕业，他将成为一名陆军少尉。

20 世纪 80 年代中期，学员可以通过两条途径在桑赫斯特完成学业：标准军事课程（Standard Military Course, SMC）和现今已经解散了的罗阿伦连队（Rowallan Company）。"每个人都知道罗阿伦，"詹姆斯告诉我，"那里有很多恐怖的故事。"罗阿伦连队设立的初衷是为陆军军官遴选委员会选出的一部分人提供培训，这些人在遴选委员会看来具备一定能力，但其能力"还不足以"参加标准军事课程。罗阿伦连队基本上算是一个为期 12 个星期的预选培训项目。

下文是当时它的官方文件介绍：

> 罗阿伦课程的目标非常简单——拓展领导能力。那些通过课程的学员可以马上学习标准军事课程。罗阿伦课程的训练方法始创于罗阿伦勋爵，而后经过不断地评估强化，最终成为军事领域独树一帜的课程。课程设计旨在帮助年轻学员认识自己的潜能。在课程结束时，学员的自信、自我认知、恢复能力、决策能力、创新精神、智慧谋略以及适应能力会得到全面的提高。罗阿伦课程为学员们在标准军事课程的学习中取得领先地位打下坚实的基础，它对学员的身体和心理素质要求极高，一些学员确实会在争取达标的过程中遭遇困境。然而，那份成就感，以及在此过程中所收获的人格成长、才智积累和情谊使每一个人在回首往事时都会对这段经历无限感恩，也会感到无比骄傲。

浏览英国陆军网络论坛就能找到曾经在罗阿伦连队受训的士兵留下的一段很具代表性的回忆："那时真的完完全全是身

体和心理的（尤其是心理的）地狱，年纪越小情况越糟。"而
一段来自参加标准军事课程的军校学生的记述，就带着旁观者
的视角："不管我的日子过得多糟糕，只要从老或新学院的窗
户望出去，看见那些本来穿着整洁的红色运动服的家伙最后都
被折磨得不成人样，我就意识到，生活可以远比我所经历的糟
糕得多。"

詹姆斯最后不得不进入了罗阿伦课程。他记得一部分遴选
过程涉及关于解决社会毒品问题的辩论。他轻声阐述了自己的
观点：毒品问题的未雨绸缪强过亡羊补牢。然而，来自公立学
校的男学生和一些大学毕业生的声音把他完全淹没了。他在辩
论中的贡献显得微不足道。

詹姆斯并不担心。事实上，他自信满满。尽管内心的自信
未完全表现，但他仍能感受到它们在身体中的暗暗涌动。他拖
着陆军发的行军袋，朝着罗阿伦连队的营盘走去。彼时满地白
雪，詹姆斯刚剪过头发，在瑟瑟冷风中他感到了吹向头顶的
阵阵寒意。

他顺着阅兵广场的大台阶望向桑赫斯特的老学院。每一次
君主阅兵，副官都会骑着马登上大台阶，以此来宣布阅兵的结
束。君主阅兵是为了祝贺桑赫斯特的军官学员顺利从学院毕业，
也是为了纪念这些学员在午夜来临时就会成为正式军官。在君
主阅兵时，最杰出的模范学员将被授予荣誉之剑。

詹姆斯仿佛可以看到这一切，他已经把自己置身于这样的
场景之中。他穿着正式的海军蓝制服，戴着白手套、大檐帽，

骄傲地摆出立正姿势。他的父母从观众席向他张望，他们不再争吵，而是因为这一完美时刻握紧彼此的手。此时此刻，他们那杰出的、被特别挑选出来的儿子，正郑重地向女王陛下致敬，毕恭毕敬地接受属于他的荣誉之剑。

詹姆斯不只要从桑赫斯特毕业，他还要成为最优秀的毕业生。

考验开始了。

警报在凌晨五点三十分响起。每天的第一个检查项目是学员能否把床单折成精准的直角，为了省事，有些人晚上会睡在床底下的睡袋里。

如果床单没折好，他们就要接受惩罚。

考验不会停止，也不会停歇。从学员睁开双眼的那一刻开始，到他们精疲力竭地瘫在床上的那一刻结束。

詹姆斯已经起床了。他梳洗完毕，床单整理得毫无瑕疵。衣物一尘不染地整齐放置在床边的盒子里。他甚至把袜子都折成了豆腐块儿。

他已经打包好了行军袋，准备接受向他投来的所有挑战。挑战无处不在：把你们的东西整理好，五分钟后上卡车。于是，一群人快速集结在一辆四吨卡车的尾部，不知会被带去哪里。詹姆斯需要时刻准备着。他已经准备好了。

早操时，詹姆斯是第一个站在冰冷的阅兵广场上的人。他能在灰蒙蒙的清晨里清晰地看到自己呼出的气体。他必须是第一个，这样才能成为最右端的标兵——阅兵仪式上前排最右端的士兵位置。考验不会停止，也不会停歇。因为食物是身体的燃料，所以早餐要吃得越快越好，越多越好。他们需要一盘接一盘地吃，让身体装满能量。因为最早到食堂的人可以吃得最久，所以詹姆斯永远第一个到。当训练进入战斗模式，学员们就要去巴罗萨进行耐力训练。那里是一片广袤的苦寒之地。背包带狠狠地嵌入了詹姆斯的肩膀，他需要在荒郊野外寻找油漆桶——油漆桶！如果找不到，你今天晚上就睡在外面。这让詹姆斯异常头痛，训练的目的就在于让他们头痛。在平行路线训练中，大家看不到彼此。之后，再查地图。在上一次地图测试中，詹姆斯得分最高。测试成绩曾经在营区的墙上公示，每个人都能看到。他做到了，他是最棒的。考验仍不停止，也不会停歇。学员们要跑步返回营区：一路上，詹姆斯的眼泪不住地流淌，胸腔仿佛一直在燃烧。他一定要做第一名。他要成为最好的。日复一日，周复一周，光阴交织。考验从不会停止，也不会停歇。世界正以新的面貌在詹姆斯面前呈现。奇特而美妙的事情层出不穷。詹姆斯正在擦洗连着小便池的黄铜管。他的膝盖因为跪在瓷砖地上而隐隐作痛。詹姆斯拿着一支硬毛牙刷，一罐巴素擦铜水，用力地擦着。一位指导员走进卫生间，他向詹姆斯示范了使用这些清洁物品的正确方法。他将手指蘸满了黑色鞋油，然后拿起了喷雾罐，冲着手指喷了几下，用布擦了一擦，手指就变干净了。这是军队的机密，一项新技术。詹姆斯眨了眨眼，因为眼里盛满了泪。他看向其他学员，他们都在咧着嘴笑。他们刚才看到了吗？只有他自己看到了吗？他想笑，想哭，想叫：你个混蛋！为什么不早告诉我们？日复一日，周复一周，光阴交织。维尔贝克学院里有一座教堂，詹姆斯正坐在教堂的长椅上。清冷的光线透过教堂的彩色玻璃，教堂的前两排长椅上坐着两位学员，他们也是从维尔贝克学院来的。现在他们正在唱着"前进，耶稣的战士"，这是詹姆斯所听过的最美妙的歌声。他想忍住泪水，却仍泪流满面。他感受到了上帝的呼吸。日复一日，周复一周，光阴交织，詹姆斯站在演讲厅前面不停地说着什么。一位陆军长官当时在给他们做一场关于如何成为一名军官的演讲，然后詹姆斯举手问了一个问题："如果我们每个人都接受着同样的训练，然后抱持着成为决策者的相同期待，那我们怎么可能最终都能如愿呢？"长官说道："问得好，你不如先说说你的想法？"詹姆斯也许应该站在自己的座位那边讲话，但他却发现自己走到了演讲厅的前面，而且因为意识到在演讲者和听众之间取消屏障的重要性，他也没有站在讲台的后面，而是选择站在了讲台和听众之间。当詹姆斯准备说出自己想法的时候，他的思绪突然断了，他不知道自己该讲什么了，然后就一直讲他的膝盖。在来桑赫斯特之前，他因为玩橄榄球而伤了膝盖，其他学员已经坐不住了，面面相觑，但詹姆斯还在解释膝盖给他带来了多少麻烦，这时他感受到肩膀上来自长官的手的坚定一握："也许我们应该让你的膝盖先歇一歇。"——"是的，长官！"日复一日，周复一周，光阴交织。天色已晚，罗阿伦连队的学员在宿舍里擦鞋、拖地，一位学员正坐在床上听着随身听，他不太招人待见，因为他从不做好本职工作，他像蠢货一样地晃着脑袋，又不干自己该干的事儿，詹姆斯走向自己的工具袋，拿出了一把砍刀，然后朝着那位还在听着随身听的学员走了过去，詹姆斯并没有注意到，此时整间宿舍安静了下来。

詹姆斯从刀鞘中抽出刀，将刀刃对着那位学员的脸，停在了离对方下巴一英寸*的地方。

他们互相瞪着对方。

考验不会停止，也没有停歇。晚上，詹姆斯躺在床上，听着来自其他学员的呼噜声、嘟囔声、放屁声，他不能入睡，因为他要随时做好准备，迎接自己的荣誉之剑。凌晨五点三十分，阅兵演习的警报响起，但詹姆斯已经把制服收起来并放在了行军袋的最底层，那制服是他的阅兵中士告诉他们一定要在阅兵演习中穿的。他之前已经打好包了。但现在他还没准备好，其他学员都已经换好制服，比他快了。詹姆斯系好鞋带，戴上军帽，推开旁人，冲到前面。他一定要最先到，站在最右端标兵的位置。詹姆斯在冰冷的阅兵广场上立正站着。他是第一个到的。天仍旧灰蒙蒙的。他能看到自己呼出的气体遁于无形。他感到眩晕、兴奋。中士命令他离开阅兵队伍，在返回营房的路上他一直高昂着头。

所有人都在看着他。他们都可以看出他多么重要，多么特

---

* 1 英寸 ≈2.54 厘米。

别，当詹姆斯穿过阅兵广场的时候，依然穿着睡衣。

他在罗阿伦连队待了五个星期。

心理武器

詹姆斯必须要想明白，他现在面临的情况也是测试的一部分，他得想办法逃离这里。没错。这个早晨，桑赫斯特看起来是如此反常得缺乏生机，因为詹姆斯身着便服，被一位下士护送着去返还制服，他站在放置着灰色金属档案柜的指挥官办公室内，在一些文件上签了名。

他不知道他正在签的是自己被开除的文件。在桑赫斯特，他一直在签各种各样的文件。这一次，也没什么不一样。再说，他也没理由认为自己已经被开除了。

他是最好的学员。

走廊和阅兵广场都被詹姆斯抛到了身后，因为他马上就要开始他的最高机密任务，而这次，其他的士兵并不能和他并肩作战。

现在他身处警卫室，盯着墙上的地图。控制操作台上满是拨号转盘、各种按钮和安全监视器。他需要认真地想一想，并控制自己的呼吸。

可詹姆斯无法控制住自己的呼吸。为什么呼吸变得如此困难？他的眼里涨满了泪水，肺里得不到足够的空气。他快喘不过气了，拼命撕扯着自己的衬衣。

警卫室的门一下子被踢开了，门重重地撞在墙上。一位大块头警卫冲了进来，用手卡住詹姆斯的喉咙，把他抵在了墙上。"你他妈的怎么了？"他严厉地问道。

"没事，没什么，没什么。"詹姆斯回答。

詹姆斯在桑赫斯特的警卫室里待了八个小时。在这期间，没人管他吃喝。

他一度被安置在邻近的宿舍休息，但毫无睡意，一来他搞不懂自己的处境，二来确实饿得睡不着。不同的人进进出出。他记得自己和一群廓尔喀士兵待了一段时间。"进来了四五个人，"詹姆斯告诉我，"他们讲着廓尔喀语。我努力配合他们，我觉得自己在和他们交谈。"

詹姆斯不会说廓尔喀语。回想起来，他觉得那些廓尔喀士兵能感受到自己糟糕的状态。他察觉到他们深切而真挚的同情，他们的存在也让詹姆斯平静了很多。

之后，詹姆斯的记忆都是碎片式的。别人告诉他，他母亲来接他了。然后他被带到母亲的汽车旁边。是母亲和他的哥哥一起来的。詹姆斯拿到了自己的东西。打开车门，一股强烈的牛肉芥末三明治的味道扑面而来。他扯开袋子，急切地寻找味道的来源。他完全处于求生模式，丧失了交流的能力。

后来，詹姆斯的母亲形容他那时更像一头野兽。他面颊深陷，眼神空洞，眼光中一片死寂。

詹姆斯不记得在回家的路上和母亲以及哥哥说了些什么。他能记得的是，车上开着收音机，播放 BBC 第四电台，收音机里正在辩论。"我好像在参加节目，"他解释道，"在我看来，我成了收音机里那个正在说话的人。刚开始我表现得并不好，我们这一方的声音被别人盖过了，还一直出错，但我努力改变局势。当时我仍在接受公开演讲方面的训练，试图赢得观众的认同。然后，过了一会儿，一段古典音乐出现了。我又成了那个作曲、指挥和演奏音乐的人。我完全沉浸在音乐中，这是一种幸福的释放，也是对我在公开演讲中的优秀表现的一种奖赏。"

詹姆斯一直在看着窗外从对面方向开过来的车。他在辨认那些汽车的车牌，想认出那些车都是谁的。这辆是陆军上士的车，那辆是指挥官的，还有那些是军官学员的。他们都在监视他，目的是确保每件事都按照计划进行。

第二天，詹姆斯要被带到位于敌方领地的一家医院。他本不应该去那里。

在救护车里，他要让别人认为他搞不清楚状况。但他相信自己是被带去参加庆祝典礼的。他们全家都要去那儿。父亲已经从沙特阿拉伯回到了家。路易丝也会在那里等他，还有来自维尔贝克和桑赫斯特的长官们和他的同学们。

他表现优异，不必继续完成他在桑赫斯特的课程。他马上就要成为一名军官了。

但当救护车抵达北德文郡医院的时候，没有人迎接詹姆斯。这不对呀，应该出了什么问题。詹姆斯第一次感到害怕。

他飞快地逃脱了救护车医护人员的控制，用最快的速度一路狂奔，穿过停车场，躲进了医院的一座大楼。沿着走廊，他撞开了几扇双开门，在楼梯上跑上跑下。保安和六名精神科护士一路追着他，把他围在了太平间外。

一瞬之间，现实发生了改变。詹姆斯身处一个街机游戏中。被锁住的太平间大门旁边有一个红色按钮。这个按钮可以引爆智能炸弹，炸掉游戏机屏幕上的一切，把他转运到其他地方。

詹姆斯正要伸手去按红色按钮，然后就被抓住了。

他被拖进了一间病房，被按在床上。有的人抓着他的胳膊和腿，有人按着他的头。詹姆斯无法动弹。他惊恐万状，感到有针扎进了自己的身体。

在开始的几天甚至几个星期里，詹姆斯挣扎着保持清醒。他需要保持警惕，时刻关注环境的变化。这里不是一个安全的地方。他做不到身处险境仍安然入睡。他们给了他一种盛在小塑料杯里的黏稠的橘黄色糖浆，这种药物让他感受到此生从未有过的疲惫。他没有力气抬胳膊，勉强拖着身体沿走廊走到了患者专用的厨房，将一只颤抖的手放在了金属板子上来帮助自己保持平衡。之后，他用勺子舀了些速溶咖啡粉吃下去。

詹姆斯一直流口水，手抖到无法握住刀叉。每天不是闹肚子，就是便秘，对此他无计可施，他能做的只有在便秘严重时不让自己疼得哭出声。

詹姆斯想要搞清楚这到底是怎么回事。他有一套自己的理论——军队很可能正在测试一种新型的心理武器，他们选中他这名实力最强的学员来测试武器的威力。

在桑赫斯特的时候，他们一定是给了他什么，才让他陷入疯狂，现在，他所能做的，就是战胜这种状态，把自己从危险的边缘拉回来，然后潜入这家精神病医院，以病人的身份掩护他完成任务，确保这个地方是适合军人入驻的。

詹姆斯被关了几个月。在状态最差的时候，他不确定自己是活着还是死了，不确定到底什么才是真实的。

把手放在冷水里能让詹姆斯产生真实的感受。所以他会避开医护人员，站在自己卧室的盥洗盆旁，把双手放在水龙头下，洗 10 次，甚至 20 次手，冲走糟糕的能量。他在水壶里盛满自己的尿液，然后一饮而尽；他把指甲戳进手掌，看着手掌的皮肤裂出一道缝儿；他对着门和墙拳打脚踢，嘶吼咆哮。

他做的一部分事是为了证明自己还活着，还有一部分是军事训练的延续，目的是激发身体的极限。

"在某种程度上，重新讲述就意味着重新体验，"詹姆斯曾在我们第一次交流中告诉过我他每一次谈论过去时的感受，那时他刚经历最近的一次复发，仍然有挫败感，且十分警觉，"我还在尝试接受过去那些痛苦的经历，也在尝试和自己妥协。"

我和詹姆斯一起回顾了他这些年来的生活经历。他被医院收治多次。他记得第一次住院时，也就十八九岁，母亲每天都

来看他，给他带瓶装的牛奶——他最喜欢的饮品。母亲每次都
会陪他坐几小时，一同发愁。

他叫她滚开，他并不想要她的陪伴。

詹姆斯仍然对当时的举动感到后悔，痛恨自己伤害了母
亲。"我爱我的妈妈。不要误解我。只是当时——"

"你想见你的爸爸？"我试探地问。

"我确实想见我爸爸。我迫切地需要他来解救我。然而，
他从没有来过。"

詹姆斯记得，有一天晚上他觉得自己好像真的毫无价值
了："我已经筋疲力尽。太晚了。到处都是漆黑一片。我没有
家人陪伴。护士们都待在护士站里，对我而言，他们根本就不
存在。我躺在床上。四周的黑暗让我坚信自己是这个世界上唯
一活着的人。"

他觉得自己站在悬崖边，再往前一步就会坠入深渊。

那一夜他虔诚地祷告。"我要接受我的生父与天父的安
排。"詹姆斯说。这对他来说是一个重要的时刻，因为当祷告
过后，他感到了回应："不是突然一声炸雷，也不是能感受到
举头三尺的神明，而是来自我内心深处的声音在说着：'此刻
是黎明前的黑暗。'"

詹姆斯在病房里一直带着《圣经》，书永远在他身边。他
一遍又一遍地读着，经常把它带到户外，让风随意吹动那些书
页，选择需要阅读的章节。风是上帝的呼吸，而选定的章节也

对他有着独特的启示。病房里有一位经常穿着睡袍乱晃的老妇人，她总是在大声喊着"上帝的羔羊"。詹姆斯知道她是在说自己。这一切都联系起来了。他被送去桑赫斯特，被训练成为一名既可以剥夺生命又能够拯救生命的战士。他将成为裁决生死的判官，第二个到来的救世主，他是地球上最重要的人。

分裂情感障碍

詹姆斯在病房里得到的那一小杯橘黄色糖浆叫作氯丙嗪，是第一代抗精神病药物，其严重的副作用与疗效齐名。

詹姆斯早就意识到，对于那些医护人员来说，服从是个大问题，如果他想从这儿出去，必须按照医嘱服药。但是詹姆斯仍然对药物的疗效持怀疑态度。"你已经好到可以出院了，但这不意味着你在住院时有的那些想法就消失了，"他解释道，"总的来说，我认为药物的疗效远不及副作用对人产生的影响大。"一个月以后，詹姆斯开始只讲一些精神科医师和护士想听的话。"如果你想出院，通常需要这么做。不是因为病好了，或治愈了，或不再有之前那些想法了。而是你只需要说一些让他们认为你可以出去的话。"

最终，詹姆斯被诊断为偏执型精神分裂症，出院回到了母亲家。在接下来的入院治疗中，他之前的诊断被重新评估，并更改为分裂情感障碍——这一障碍被用来描述与精神分裂症相关，并且和心境障碍的体验（诸如躁狂和抑郁）更相关的症状集合。最近，他的诊断又变成了双相障碍。

詹姆斯并不怎么看重那些标签。他耸耸肩："我得的是詹姆斯综合征。"

脚踏实地

你发现一切都不是真的。

你曾相信自己对世界很重要，然后当你意识到这些都是假象。你的大脑狠狠地耍了你，你感到被欺骗了。

彼时，詹姆斯所处的真实世界侵蚀了他的被精神卫生专家称作夸大的信念的东西。出院后，他几乎整天瘫在母亲家的沙发上，盯着电视机，试着想明白问题到底出在哪儿。

社区精神科护士每隔几个星期来一次，为他注射一些药物。这些药被装在小玻璃药瓶里，存放在他母亲的冰箱中。每次护士来之前，詹姆斯都不得不到厨房先把小药瓶加热，因为只有这样，瓶内的液体才不黏稠，注射的时候也不会让人感到特别难受。

此刻，坐在沙发上的詹姆斯伸手去够他的烟叶，然后给自己卷了根烟。

"我那时很难接受自己被军队开除的事实。我可能觉得这比患上精神疾病更令人难以接受。我曾那么努力地想让自己成为最好的学员，这就让我更难相信自己已经被扫地出门。如果你为之倾注全力，你怎么可能轻易接受自己像垃圾一样被扔掉，还被关在警卫室里，被通知要等着你的妈妈。我想来想去，觉得或许这是我很难面对的一点，难以接受自己被军队拒绝和抛弃的事实。所以，为了逃避这一切，我在脑海里自我构建了那些现实，不，不，你对他们仍旧很重要。"

对詹姆斯来说，从母亲的沙发上站起来，并且重建自己的生活并不容易，在尝试的过程中也会误入歧途。

这意味着更多的痛苦，更多的待在医院里的时光。

别人告诉詹姆斯，不要期望自己可以拥有工作，拥有伴侣或者独立生活。于是，他把这一切看作挑战。最终，他觉得自己真的需要感谢军队。如果说他在生命中曾取得了一点点成就，这在很大程度上是得益于在他年轻时军队给予他的培养和训练，那些关于自律和自信的重要技能让他受益终身。

詹姆斯在 25 岁的时候申请加入英国德文郡的消防和救援部门。他很快就通过了体能测试，但是在审查申请的时候，他将自己的状态及多次入院的经历和盘托出，职业健康部门的医生建议他先等一个月，看看事情的进展再回来申请。詹姆斯对这样的结果既不惊讶，也没有退缩。同样的事情又发生了四次。但每一次他都会回来继续递交申请。据小道消息，他的录用许可最后是从英国内政部下达的。詹姆斯成为第一个曾被确诊精神分裂症的兼职消防员。

詹姆斯从没有得到过荣誉之剑，但在消防服务部门工作的八年里，因为在一次复杂的救助任务中表现优异，他和他的团队一起获得了消防总长的嘉奖。

　　詹姆斯现在是一位广受欢迎的励志演说家，他四处演讲，
分享关于减少歧视、改善精神卫生服务的经历。很容易想象，
他相当健谈，经常为精神卫生康复计划提供咨询和培训服务。
他在工作时承认这些经历只是他人生故事的一半。在他获得消
防服务部门嘉奖的时候，他的妻子莱斯莉，正站在台下的人群
中，注视着他。

　　他们相识于詹姆斯第一次发作之后不久，莱斯莉一路支持
他走过这动荡的 28 年。詹姆斯记得，几年前他们俩被邀请参
加在都柏林举行的活动，他在世界精神卫生日做了一场演讲，
主题是关于家人和照料者的重要作用。在他讲完之后，一排人
等着，想和他的妻子交流。他邀请莱斯莉上台讲几句话，但是
她拒绝了，这在我的意料之中。因为我在他家时，莱斯莉会让
詹姆斯做发言人。对詹姆斯而言，最重要的就是知道妻子在他
的身边。"人们只会讨论独立生活的能力，"詹姆斯说，"难怪
那些住院的家伙都害怕出院，因为他们一直被灌输的理念就
是如何独立。我觉得恰恰相反，我要教给他们的，是如何寻找
依靠。"

　　詹姆斯的狗——一只叫作艾拉的新斯科舍猎鸭寻猎犬，在
我们谈话的时候一直挨着詹姆斯蜷缩在沙发上。它现在睡着了。
詹姆斯挠着它的肚子，说："就像你，艾拉。你依赖我们，我
们也需要你。"

　　病痛的复发成了詹姆斯生活的一部分，每一次复发，他就
会觉得自己出类拔萃、特别且重要。他是一个士兵，一位国王，

以及救世主。一路走来，詹姆斯跌跌撞撞，但是靠着妻子莱斯莉、几位挚友和一条忠犬坚定不移的支持，即便他还会摔倒，但落地时他不会再那么疼了。

诊　断

　　我一直在想詹姆斯跟我讲的这些事。他曾经得到过多种不同的精神病学诊断，其中包括精神分裂症的不同亚型，以及最近的双相障碍的诊断，詹姆斯已经不再相信这些东西了。他已经受够了。

　　"我得了詹姆斯综合征。"他总结道。

　　不断被贴上不同的精神病学标签的经历，对和詹姆斯一样在各个精神卫生服务部门间游走的人来说已经司空见惯了。你在本书里见到的大多数人都至少拥有两种诊断。

　　当然，患者在不同的时间得到不同的诊断有时是合情合理的。比如我去见外科医生，告诉他我的肩膀痛*，一星期后再见

————————————

* 顺便说一下，我确实肩膀痛，只是觉得它没什么大不了的。

他时，又说我的嗓子痛*，医生当然会给我不同的解释。所以，当我们要对一个人的精神病诊断重新定义的时候，如果他的症状持续变化，那么诊断结果必然改变。然而现在的问题在于没有人真正相信诊断结论可以解释病情，即使是最坚定的精神病学诊断体系的拥护者也持怀疑态度。事实上，因为长久以来难以提供可靠的诊断结论，精神病学已经面临着生存危机。批评家们没有放过精神病学的这一致命弱点。虽然无法证明"詹姆斯综合征"比"精神分裂症"的诊断更为合理，但它绝对不会缺乏科学性。我倒觉得这是种不错的说法。为了搞清楚这个问题，我们需要稍稍去关注一下一本厚重且饱受争议的书，以及这本书背后的故事。这本书是《精神障碍诊断与统计手册》（*Diagnostic and Statistical Manual of Mental Disorders*），缩写为 DSM，它被视为"精神病学的圣经"**。

1952 年，美国精神医学学会首次出版了《精神障碍诊断与统计手册》，旨在创立一套精神病学的综合诊断指南。它包含了人们所能遇到的所有精神疾病，每一种疾病都由一系列可观测到的症状加以定义，医生可凭借手册给出正式的诊断结论。同时，不同的医生在此手册的指导下针对同一症状应该得到相同的诊断结果。这就是这本手册的意义，它的出现就是为

---

* 因为我觉得嗓子开始痛了，所以在这里提一下，但我不是那种喜欢抱怨病痛的人。

** 因此，也像圣经一样，"精神病学的圣经"也经受各方质疑。

了解决一个公认的难题，即一直以来，精神科医生很难在患者
到底"怎么了"这一问题上达成一致。

　　但现实情况是，第一版《精神障碍诊断与统计手册》并
没有为现状带来多少改变。1968 年出版的第二版（DSM-Ⅱ）
也是如此。两版手册共同的问题在于，它们对各类精神疾病的
定义过于简单、含糊，因此不具备足够的影响力。

　　当时，一项研究表明了手册中所存在的问题：当两位精
神科医生在相隔仅仅几分钟内见了同一位患者之后，他们只有
50% 的概率能给出相同诊断。[1] 这和抛硬币的概率差不多，充
其量是有根据的猜测。20 世纪 70 年代早期的研究更是揭示出
精神病学诊断在不同国家之间存在的令人尴尬的差异。在一项
开创性研究中，来自美国和英国的精神科医生被要求观看分别
来自美国和英国的精神疾病患者的录像。英国的医生们认为录
像中的患者有的患躁狂抑郁症，有的患精神分裂症，有的则患
人格障碍，而来自美国的同行则对所有患者都下了精神分裂症
的诊断。[2]

　　精神病学诊断已经身处险境（特别是美国的精神科医生，
以喜欢拿精神分裂症说事而闻名），但接下来的实验又给了它
出其不意的一击。

　　1973 年 1 月，心理学家戴维·L. 罗森汉（David L.
Rosenhan）发表了一项实验结论，该实验日后被认为是对精神
卫生保健体系的发展最具影响力的实验之一。罗森汉和他的研
究团队成员假装患有精神病，故意把自己关进了美国的一些精

神病院里。他们在医生面前只呈现了精神病的单一症状，即每个研究者都说自己听到了声音，那些声音是"空的""迟钝的"和"砰"。入院后，这些研究人员再没有提过这些声音，反而开始表现得相当正常（不管正常到底意味着什么）。问题是有没有人觉察出他们的正常？答案是：没有。[3]令人惊讶的是，医护人员仍然扣留着这些"患者"，有的人甚至被关了好几个月，医护人员坚称这些人同意了用药方案，也认同自己患有精神疾病。

最后，所有人在离开医院前，都确诊了"缓解期精神分裂症"。

罗森汉的实验被视为证明医护人员冷酷和无能的证据，同一时期电影《飞越疯人院》（*One Flew Over the Cuckoo's Nest*）的上映也让实验获得了广泛关注。人们尽管有某种窥视的癖好，想要了解精神病院的真实面貌，但害怕自己一旦进入那里，就再也没有机会出来了。他们可能要在一个疯狂的地方保持理智，然后和护士长拉切特那样的人斗智斗勇。而此时，罗森汉则表示反对公众对于自己实验初衷的可怕解读：

> 将发生在我们身上的事情归结为医护人员的恶意和愚蠢是非常不幸的误解。事实恰恰相反，他们留给我们的深刻印象是他们真心地关怀患者，忠于自己的工作且拥有超于常人的智慧。如果将他们失于觉察归因于其身处的环境，会比谴责人性的冷漠更为准确。他们的认知和行为是

受环境的驱使，而非被恶念所左右。如果在一个较少依赖
于国际性精神疾病诊断标准的良性环境中，医护人员们的
行为和判断或许会更加有益且有效。[4]

　　尽管有这则说明，但罗森汉的实验本身，以及来自世界各
地的反馈，对整个美国精神病学领域来说都是极大的耻辱。鉴
于来自各方的攻击，以及他们对前两版手册的不满，美国精神
医学学会集结了特别小组，经过努力，他们终于在 1980 年出
版了第三版《精神障碍诊断与统计手册》（DSM-Ⅲ）。

　　也许乍看之下人们对第三版的反应不会过于强烈，但是无
论在此之前，还是自此之后，都没有一部系列作品的第三版可
以带来如此颠覆性的改变。此刻，精神病学，特别是精神病学
的生物医学流派，如同浴火凤凰般涅槃重生，决然宣告它对人
类思维的主权。

　　回想一下，我们很难理解这种重要的转变是何时发生的。
毋庸置疑，直至今天，精神病学诊断的可靠性依然存在问题。*

---

* 值得一提的是，美国出版的《精神障碍诊断与统计手册》并非诊断精神
疾病的唯一分类工具。世界卫生组织有与其相似的分类体系——《国际疾
病分类》（International Classification of Diseases, ICD）。当第三版《精
神障碍诊断与统计手册》出炉时，《国际疾病分类》正经历第九次修订。
然而，因为在世界范围内，精神病学家和精神卫生从业人员更加青睐于使
用第三版《精神障碍诊断与统计手册》，所以我在文章中会着重叙述它。
在当今的英国，临床医师从临床实践的角度出发，同时引用两个体系或者
一个体系都不用的情况也非常普遍，尽管这种做法不会对精神（转下页）

然而，第三版《精神障碍诊断与统计手册》提供了一些明显极具威力的东西：科学的外衣。一直以来，这个领域所痴迷的那些令人困惑的弗洛伊德学说和精神分析行话不见了，取而代之的是针对每种精神疾病所列出的详尽、清晰且非常具体的诊断标准，并且配以便于阅读的表格和条目。

拿抑郁症举例，第二版《精神障碍诊断与统计手册》把它称为"抑郁神经症"，将其描述为"由于内在冲突或者明确的生活事件，诸如失去所钟爱的对象或者珍贵的物品等，而呈现出抑郁的过度反应"。[5]相比之下，第三版新创立的"重度抑郁症"则覆盖了好几页内容，且包含诊断标准检查表。患者至少要有五种不同的症状表现，才能满足重度抑郁症的诊断标准。首先，患者要具备烦躁的心境状态，然后要具备其他八项条目中的四项，包含食欲不振、失眠、精力不足、自杀意念等等。[6]这些症状需要持续至少两个星期，且每天呈现。手册中还附有详细的排除标准。所有的表述都相当精准，并且提供了一种通用的语言来精准地描述什么是抑郁症，什么不是。对躁郁症、精神分裂症的定义也是如此。

表面看来，一切好像非常合理。正因为非常合理，1974年第二版《精神障碍诊断与统计手册》在第六次印刷时将同性恋从可诊断的精神障碍的官方列表中移除，这确实是非常必要的。

但是，我们感到好奇的是，这些决定是如何做出的。为什

（接上页）疾病的诊断信度有什么帮助。

么抑郁症包含了五种症状而非四种或六种？为什么这些症状要持续两个星期而不是两天或者两个月？为什么同性恋在 1973 年被视为精神疾病，而在 1974 年就不是了？

这些都是不错的问题，而这些问题可以带领我们去了解有关这本手册的一些重要的批评主张，进而也揭示了构建精神病学体系的基础中存在的某种缺陷。

"我这么解释这个问题，假设我们回到 16 世纪，一众村民可能一致认为他们的邻居是个女巫。"说这话的还是临床心理学家、作家露西·约翰斯通博士，在前文讨论污名的时候我提到过她。她认为摆脱精神卫生领域污名的最简单快捷的方式就是摒弃精神疾病诊断标准。就像詹姆斯一样，约翰斯通博士也不太看重这些标签。事实上，她根本不把它们当回事儿。"找出女巫的行动曾经风靡一时，"她接着说，"情况可能是这样的：村子里的每一个人都相信生活在村子边上的那个老女人就是个女巫，尤其她还养着猫，总拿着扫帚。所以这是一个可信的判断。但这意味着他们真的找到女巫了吗？"

露西·约翰斯通在这里讨论的是"信度"（评估的一致性程度）和"效度"（简单来说，就是评估在多大程度上反映了客观现实）的区别。"所以，你也许可以让每个人都相信这个人患有精神分裂症，"约翰斯通说道，"尽管在实际操作上很难做到。但假使你做到了，这就能说明你对某件事的定义是真实的吗？《精神障碍诊断与统计手册》专注于信度，而非效度。

我们并不知道这些诊断是否与我们的现实生活存在有意义的关联。在我看来，答案是否定的。"

我们会本能地回避这种想法。像抑郁症、注意缺陷多动障碍以及精神分裂症这些专业术语已经被广泛使用，无论在各种媒体报道里，还是在日常生活中，你都找不到一丝一毫对于这些术语存在性的质疑。它们怎么可能和我们的现实世界没有关联？

更具体地来讲，它们怎么可能和存在于现实中的我们的大脑或者遗传物质的那一小部分没有关联？

更不用说，精神病学诊断已经成为精神病院的开场白。在我做护士的时候，患者的临床诊断是在临床交班时首先会被提到的内容，往往和他们的名字以及按照精神卫生法所规定的留院状态并列："穆罕默德·X，强制入院治疗六个月，偏执型精神障碍的长期病史……""简·Y，自愿入院，看起来像是双相障碍的首次发作……"诸如此类。

需要澄清的是，我不是说患者的临床诊断是临床交班的全部内容。绝不是。我们会花大量的时间详细讨论由我们看护的患者的反应和感受是怎么样的，我们也会对看护计划、风险评估及药物评估进行观察。但是患者的临床诊断在其中必然占据非常重要的位置，它指引我们治疗的方向，如同他们的名字一般真实具体。它怎么可能没有意义呢？

为了厘清这些问题，露西·约翰斯通着重指出了疾病的症状（symptom）和征象（sign）的重要区别。[7]

疾病的症状是患者看病或配药时向医生或者药剂师主诉的问题，诸如恶心、疼痛或者疲惫。这些常常是完全主观的感受。让我们设想一下，某人去看医生，主诉是经常口渴，喝了很多的水也解决不了问题。这只是一个主观的症状，从医生的角度来看，没有任何方式可以确定或者验证患者口渴的感受。她只能相信患者的话，进而开始思考造成患者口渴的原因。

医生也许会问患者是否有其他不舒服的情况。假设这位患者确实有其他的症状，如经常感到疲惫，体重也减轻了很多。至此（医生知道，自己只存在于一本"精神疾病"类图书的一小段解释性文字里，因此暗自决定，根据上述症状所得到的诊断只需要有一种可能性），医生怀疑患者可能得了糖尿病。

但是这样的诊断结论不能只根据患者的主观症状来得出，医生还需要对潜在征象的检测来证实自己的怀疑，与症状不同的是，征象可以被他人观测和证明，可以理解为它是客观的标准。

因此，在这个例子中，可以用来确定糖尿病诊断的征象是血液葡萄糖水平升高，这是通过检测而进行的客观验证。

关键在于，疾病征象和患者自述症状的生物学联系是非常容易理解的。血糖升高是由细胞吸收能力下降和葡萄糖生成过多导致的。在这种情况下，身体必须通过分解脂肪和肌肉中储存的糖来提供能量，因此人就会产生疲惫感，体重也会变轻。

　　这并不意味着我们已经全然了解糖尿病。对大多数疾病而言，我们对它们的理解是一个逐渐发展的过程。近年来，随着异常血糖水平的不同生物学原因（我们可以理解为疾病征象的信号）被相继发现，我们也针对不同原因制定出更为合适的治疗方案。尽管如此，将疾病的症状与隐含的生物学解释联系起来的过程构成了医学各分支做出临床诊断的基本原则，唯有精神医学例外。

　　"这种做法无法得到精神病学界的广泛认同，"露西·约翰斯通说道，"毕竟没有可靠的证据表明精神病学的问题（应该说是绝大多数问题）是由身体或者大脑的某个可确定的原因导致的。"

　　确实，在精神病病房工作的这么多年中，我非常确信穆罕默德·X患有偏执型精神分裂症，简·Y患有双相障碍，我从来没有带他们中的任何一位到门诊病房去安排一次脑部扫描或者血液检测，以便证实他们的诊断结论。

　　没有，从来没有。

　　我们做不到。这样的检测根本不存在*。拼图中缺失的这一

────────

* 更确切地说，对于绝大多数精神疾病来说，这种检测是不存在的，而只有一小部分精神疾病可以用这种方式进行检测。很多形式的痴呆可以通过脑部扫描检测，亨廷顿舞蹈症也可以通过基因检测加以确定。正是因为可以观测到器质性的病原，诸如痴呆、亨廷顿舞蹈症以及其他神经系统疾病才经常被统称为"器质性"的精神疾病。然而，大多数《精神障碍诊断与统计手册》（以及《国际疾病分类》）的精神病学诊断不存在（转下页）

块，使得精神病学诊断背后的科学性饱受质疑。

在最新的第五版《精神障碍诊断与统计手册》（DSM-5）于2013年出版之后，美国国家精神卫生研究所（世界上最大的精神卫生研究机构）院长托马斯·R.因塞尔（Thomas R. Insel）写道：

> 新版手册和之前所有的版本一样，都是为了给精神病理学的描述提供一种通用的语言。尽管它一直以来被视为精神病学领域内的"圣经"，然而充其量就是一本字典而已。它创造了一系列标签，并且对每个标签都赋予定义。每一版本手册的优势在于它的信度——每一版本都能确保临床医生以相同的方式使用相同的术语。而手册的缺陷在于它缺乏效度，它对精神障碍患者的帮助很有限。[8]

有鉴于此，以及一连串来自业界各方相似的批评，第五

（接上页）经完全证实的生物学成因，也没有客观可验证的检测，这些诊断包括所谓的精神分裂症、所谓的双相障碍、所谓的临床抑郁症、所谓的边缘型人格障碍、所谓的强迫症、所谓的广泛性焦虑症、所谓的进食障碍、所谓的创伤后应激障碍、所谓的注意缺陷多动障碍、所谓的躯体变形障碍、所谓的妄想性障碍、所谓的依赖型人格障碍、所谓的环性心境、所谓的去抑制性社会参与障碍、所谓的多重人格、所谓的皮肤搔抓障碍、所谓的露阴癖、所谓的做作性障碍、所谓的异装癖、所谓的恋物癖、所谓的摩擦癖、所谓的囤积障碍、所谓的梦魇障碍、所谓的疾病焦虑障碍、所谓的间歇性暴发性障碍、所谓的惊恐障碍、所谓的反刍障碍、所谓的性欲减退症、所谓的自恋型人格障碍、所谓的社交焦虑障碍等等。

版《精神障碍诊断与统计手册》的编委会主席戴维·库普费尔
（David Kupfer）博士承认：

> 我们希望将来可以用生物学和基因学标志物的方式
> 来确定精神疾病，因为它不仅可以提供精确的诊断结论，
> 而且也能给予诊断完全的信度和效度。早在 20 世纪 70 年
> 代我们就已经开始期待有一天能兑现这份承诺，而时至今
> 日，却不得不失望地承认，它的实现依然遥遥无期。这几
> 十年来，我们一直在告诉患者我们在等待生物标志物的出
> 现，如今仍然在等待。[9]

　　这一切都指向了一个重要的问题。如果精神病学的诊断不
能通过经客观验证的潜在的生物学信号来知晓，那我们到底是
怎么做出诊断的呢？这其实可以回到早前我问过的那些问题：
为什么同性恋在 1973 年被视为精神疾病，而到 1974 年就不是
了呢？自第三版《精神障碍诊断与统计手册》问世之后，精神
病学的诊断标准何以变得如此特别？

　　简单的（也是详尽的）答案就是，一直以来都是由我们
自己制定这些规则的。

　　至少是一群有影响力的精神病学家制定了这些规则。划时
代的第三版《精神障碍诊断与统计手册》是群体智慧的结晶，
它由精神病学家罗伯特·斯皮策（Robert Spitzer）博士主持编
写，集合了一群在精神病学观念体系上志同道合的同事，在第

二版《精神障碍诊断与统计手册》所列出的精神疾病的基础上
着手删减一部分，更多是增添了内容，力求在定义与诊断标准
上达成一致意见。*

换句话说，我们今天非常有信心地说出的那些精神疾病，
实际上是由第三版《精神障碍诊断与统计手册》编写委员会决
定的。

这些委员会的成员，以及在《精神障碍诊断与统计手册》
编订中提出意见的人，确实受到了临床实践中所观察到的现实
的影响，但同时他们也被政治、社会和经济等因素所左右。这
就是为什么同性恋不再是精神疾病的原因：因为那是一个变革
的时代。由于女权主义者的声音勉强胜过了那些对"经前期综
合征"和"受虐型人格障碍"（即你所遭受的家庭暴力是你自
己的错）持反对意见的声音，以上两个条目才得以被纳入 1987
年出版的第三版《精神障碍诊断与统计手册》的修订版中。[10]

在 2007 年的一个访谈中，精神病学家、作家丹尼尔·J.
卡拉特（Daniel J. Carlat）曾经向斯皮策博士提出一个问题，

---

* 斯皮策与他的同事被认为是新克雷佩林主义（neo-Kraepelinian）的代表。
前文介绍过埃米尔·克雷佩林，他是第一位描述精神分裂症的医生，被很
多人视为现代精神病学的奠基人，他与西格蒙德·弗洛伊德差不多同时出
现，但在许多方面的理念与弗洛伊德截然相反。克雷佩林坚定地认为，精
神疾病源于生物学变异，并且他将自己的大部分精力都倾注在建立一套精
神病学的分类标准上。20 世纪 50—60 年代，受到精神分析系统培训的精
神病学家相当排斥分类标准的概念，认为诊断标准对于精神分析疗法是一
种阻碍。因此，斯皮策和他的新克雷佩林主义的同事们被边缘化，直到第
三版《精神障碍诊断与统计手册》问世，他们才得以走入大众视野。

他想知道为什么斯皮策博士和他的团队在确定重度抑郁症的诊断标准时，一定要患者至少具备五种不同的症状。斯皮策顽皮地笑笑，回答道："因为四个看起来不够，而六个好像又太多了。"[11]

现在，我们可能会凭直觉同意这一切。同性恋当然不是精神疾病，它从一开始就不应该被列入精神疾病的范畴。五看起来也是一个非常完美的数字。

然而，有一件事我们一定不要去做，那就是把上述种种与科学混为一谈。

用美国国家精神卫生研究所另一位前院长史蒂文·海曼（Steven Hyman）博士的话来说，《精神障碍诊断与统计手册》绝对是科学的梦魇。[12]

尽管存在对精神疾病诊断标准科学性的质疑，但我们并不能认为这些标准是完全主观随意的。它们基于精神卫生从业人员的长期观察，当一组人类的体验被观察到经常一起发生的时候，疾病的名称就应运而生。

一名坐在教室里的幼童，无法集中注意力去听老师在讲什么，也很容易被周围正在发生的事情吸引。她好像总不听话，还没轮到她发言就随意打断正在讲话的孩子，并且总是在自己的座位上扭来扭去、坐立不安。如果被观测到其他人身上也经常会同时出现这些行为，那么一种叫作注意缺陷多动障碍的"精神疾病"就诞生了。几乎所有其他的诊断也遵循类似的过程。一名陷入极度恐慌的青少年宣称自己听到了一些声音，这些声音要他自残，同时他也有一些令自己感到痛苦的奇怪想法。他被邻居迫害，感觉自己的想法是被别人用传心术强行插入的，存在明显的社交退缩、情感淡漠，父母说他对生活丧失主动性。这样的故事出现得多了，就会生成一种模式，一个概念，一个想法——我们称为精神分裂症。

真正对诊断工作造成阻碍的原因其实是很多人类体验模式的边界非常模糊。如果一个人拥有一些所谓的精神分裂症才有的典型想法，也许会同时体验与所谓的抑郁症或者双相障碍相关的特定感受。这就部分解释了为什么许多精神病患者最后会有很多不同的标签，也可以在某种程度上解释，为何在过去的数十年间，官方宣称的精神疾病的种类数目有了惊人的增长。第一版《精神障碍诊断与统计手册》列出了 128 种我们都可能患上的精神疾病，第三版增加了 100 种以上。而疾病种类增加的趋势一直在持续，至第五版，共列有精神疾病 541 种。

如果一种疾病既像精神分裂症，又很像双相障碍怎么办？没错，它就是分裂情感障碍。

如果一个人正在遭受的某种痛苦符合现有诊断的一些特征，但是在强度上稍逊一筹，没关系，他会获得一个听起来很像医学疾病的诊断。不太像临床抑郁症？那就是心境恶劣。不太像双相障碍？那就是环性心境。借用精神卫生诊断标准的批评者的言论："总有一款精神疾病适合你。"当然，这其中也少不了医药公司的推波助澜。另外，许多学者认为，这一过程始于 20 世纪 80 年代绝非偶然。彼时，撒切尔夫人掌权英国，里根总统统治美国，新自由主义政策的推行使民众被重新定义为消费者，而把贫穷看成了穷人的过错。

我们知道，极端的贫困和社会不平等会对心理健康造成负面影响，这毫无疑问和政治纠缠在一起。精神疾病种类的增多至少在某种程度上满足了政治权力掌控者的利益需求。当一个年轻人拿着越来越不稳定的薪水的 2/3 去租房，而他能租的仅是一套合租房里的一个霉迹斑斑的房间，那他精神状态的崩溃最好被理解成他患了"惊恐障碍"，而不是被解读成一种可能无处不在的社会疾病。

今天，精神病学诊断和品牌的概念有一些相似，现今更为"流行的品牌"*，诸如"抑郁症"和"焦虑症"，可以在更大程度上市场化和变现，导致了与之相关的大量自助书籍的出版和新疗法的发展。而那些不太受市场青睐的品牌，诸如所谓的人格障碍，就会遇到投资不足的情况，于是另外一种不平等就形成了。

斯蒂芬·弗雷曾说过："那些精神病学标签更多地体现了社会的状态，而非人类的思维状态。"我个人对这一说法深以为然。（他指的是自己被同时诊断为环性心境和双相障碍的经历，对此，他相当诗意地总结道："一只蝴蝶，你无论将它称

---

* 我并不是指，"流行的品牌"有助于满足深受这些诊断困扰的人们的需求。我只是单纯地认为，"流行的"就会更容易吸引大众的关注，博取同情心和占用有利资源。

为美丽的生灵，还是帝王蝶，抑或是君主斑蝶，它都会一样振翅飞翔。名字确实很重要，但它有时并不会帮助理解，反而会造成困扰。"*）

露西·约翰斯通博士和其他一些人认为，精神卫生诊断标准除了不科学的方式之外，还有其他问题。诊断标准所描述的"症状"主要涵盖了一个人的想法、感受和行为，而想法、感受和行为的"常态"与"变态"之间的界限很难确定。即便是非常有经验的医生，也会（并且经常会）在做出注意缺陷多动障碍的诊断的同时，因为界定儿童"适当"的注意力水平而产生分歧。

我们的思维和感受已经非常主观了，而精神卫生专业人士在其上又加入了另一层主观判断。儿童与青少年精神病科顾问医生萨米·蒂米米（Sami Timimi）描述道：

---

* 这则引文来自弗雷为彼得·泰勒（Peter Tyrer）教授 2018 年出版的书所作的序言，书名为《驯服内心的野兽：撕碎人格障碍的刻板印象》（*Taming the Beast Within: Shredding the Stereotypes of Personality Disorder*）。新书在出版后立即招来了严厉的批评，大多数人都对书名表达了不满。他们认为，书名实际上是在宣扬刻板印象，而非质疑。这种看法是合理的。众所周知，被确诊为人格障碍的很多人——尽管不是所有人——都有让他们不堪回首的童年经历，这其中包括遭受过身体虐待、心理虐待以及性虐待。这就表明，这里的"野兽"会变成受害者的一部分，而不再指他们所经历的必然会引发不安和愤怒的残酷岁月。同时，我从不认为宣扬刻板印象是作者的意图。他可能是想为人们提供帮助。正如我之前所讲的，我们在表述和探讨这类事情的时候，语言会引发歧义。当然，如果真会发生这种情况，我们还是不要招惹"野兽"了。

当一位临床医师宣称一位患者得了临床抑郁症，或者注意缺陷多动障碍，或者双相障碍，或者其他什么障碍的时候，他不仅需要将主观见解变成看起来具备科学性的诊断，也需要将事件具体化——把主观想法变得"具体"。这就产生了一种"管状视野"，即精神病学诊断版本成了主要版本，其他可能的视角都被搁置一旁。因此，如果某人相信注意缺陷多动障碍是一种存在于大脑中的，并且可能伴随终身的"真实"的疾病，那么，他的行为表现也会基于此种信念。于是就出现了消极的自我实现预言。[13]

在所有的诊断中，"管状视野"给所谓的精神分裂症带来的风险最大。"你一说是精神分裂症，我们就不看别的了，"约翰斯通说道，"我们有了一种伪说明，于是就不再进一步探究其他的可能了。但是，把诊断结论当作不容置疑的事实去呈现，是不符合专业性、科学性和职业伦理要求的。"

这是我向精神病学家、教授罗宾·默里爵士提出的观点，他被公认为英国最杰出的精神分裂症领域的研究者。我们会在之后介绍他的研究，但是在诊断标准方面，他的态度非常明确。"尽管我花了一生的时间研究精神分裂症，"他告诉我，"但是我不认为它是一个独立存在的实体。我不会和患者说你患有精神分裂症。这从很多方面来讲都是一种羞辱。我会说，你对精神科医生口中的精神病存在易感性。"把精神分裂症视为精神病谱系的一端，而不是将其自身视为一类疾病，这一观点得到了很多我共事过的精神卫生医生和研究者的认同。我之所以拥护这一观点，可能是因为我是英国人。欧洲和美国在解释所谓的精神分裂症方面，依然存在着巨大分歧，这和第三版《精神障碍诊断与统计手册》出版之前的情况一样。在美国，精神分裂症属于逐渐恶化的脑部疾病（就像痴呆）的观点长盛不衰，尽管据默里所言，这种观点已经受到一系列证据的致命冲击。他在最近的一篇文章中写道："综合征的成因分析已经开始分解出了很多种理论，诸如拷贝数变异（CNV）、药物滥用、社会逆境等等。这种分解的过程大概还会加剧，精神分裂症这一精神病学术语将会成为历史，就像曾经的'水肿病'。"[14]毋庸置疑，默里教授对《精神障碍诊断与统计手册》持高度怀疑的态度，认为它不过是狭隘的美国系统，与我们毫无关系。

　　但是，这些分类标准为什么仍旧是那么多临床讨论和研究的基石呢，即使在英国也是如此？

　　他的回答既诚恳，又让我震惊："事实上，像我这样的研究者们不得不经常在研究论文中使用《精神障碍诊断与统计手册》的诊断标准，原因在于，我们的文章需要去美国的刊物发表。你要知道，你能否在高校系统内生存下去取决于你的影响系数，和你的 h 指数*。在《美国精神病学杂志》（*American Journal of Psychiatry*）上发表一篇文章的影响力是在《英国精神病学杂志》（*British Journal of Psychiatry*）发表的一篇文章

————————————

* h 指数是一种学术认证，其计算是基于该研究者发表的论文数量，以及这些论文被他人的文章引用的次数。

的 3 倍。所以，即使我们并不一定相信这些标准，但有时仍会使用它们。"

我在其他科学家那里也听到了类似的说法，这着实让人感到沮丧。即便是作为不太关心能否在美国期刊上发表文章的研究者，我也有一种被束缚住手脚的无奈的挫败感。他们持一致意见：毫无疑问，分类诊断标准（诸如抑郁和精神分裂症）不仅会误导患者，也会给研究制造麻烦。但是现今的临床试验设计全都依赖这套分类标准，我们又能做什么？现在的两难处境就是，为了做研究，研究者需要招募参与者。而招募需要根据一定的标准，而这标准向来就是已存在的诊断结论。这就是一个恶性循环。一位高级研究人员告诉我："如果《精神障碍诊断与统计手册》或者其他的诊断标准是实验研究必需的，如果该实验的结果证明你的干预可以带来积极的影响，那么，干预手段在将来也只能用到特定的人群身上，这些人必须和实验参与者有着相同的不科学的诊断结论。我们这样做就是在故步自封。"

然而，我们还是在匍匐前进。针对人们为什么会有这种被称为精神分裂症的体验，我们发现已经有许多可靠的理论可以提供解释，由此，我们希望出现更多可以缓解痛苦的有效方法。

在所有关于诊断背后的真实世界的争论中，有一点是非常确定的，那就是人们的痛苦，而有时，这种痛苦令人难以忍受。

母　亲

不同的死法

　　10 岁的乔仰卧在厨房的地板上。他闭着眼睛，头微微转向一边，一个儿童画架刚好支在他旁边，他浓密的金发缠绕着儿童塑料画架的支架腿儿。

　　从照片上，我看不到刀刃，但它可能已经扎入了乔的脖颈。

　　"他总是喜欢搞恶作剧。"克莱尔说道。她给我看脸书上的照片集，里面有 20 或 30 张乔的照片。这些照片的时间线已经完全混乱了，我们在他不同时期的影像间穿梭，看着他时而是一个机警、开朗又精力充沛的小男孩，不是在卖弄自己的滑板技艺，就是在美国康涅狄格州纽黑文的家中和弟弟妹妹玩耍嬉戏；时而又是从英国威尔士加的夫的精神病医疗机构离开的17 或 18 岁少年。

　　其中一张照片记录了克莱尔一家在罗斯公园举行家庭聚

会。罗斯公园位于加的夫中部，是一座很受欢迎的维多利亚风格的公园。在那个明媚又寒冷的圣诞节早上，他们全家在天鹅湖畔合影。克莱尔和乔的继父艾德站在一起，还有他们各自的孩子。乔的妹妹爬上了她的新脚踏车。家里的一位老人戴着由圣诞拉炮做的纸帽。而乔则离大家有点远，他已经站到了照片的边缘。他的金色发卷儿已经被剪掉了，他长成了大块头，面庞苍白浮肿，当他看向镜头的时候，脸上毫无表情。

再滑一下屏幕，我们又看到了那个精力充沛的小男孩：他爱看闹剧和憨豆先生，热爱野生动物和恐龙，在这张照片里，他正尝试顺着门框往上爬的高难度动作。我们很难在如此短的时间里，将前后两张照片中的乔认作同一个人。"他从一个漂亮的男孩儿变成——"克莱尔压低了声音，努力寻找着合适的语言去形容，"有时我很难直视他。"

在纽黑文那个热闹的家中，乔曾经恶作剧般躺在厨房的地板上装死，然而不到 10 年，他真的死去了，独自倒在加的夫一间脏兮兮的公寓里，他无法再发现那个由于克莱尔担心他挨饿而放在门外的三明治。

丧子之痛有很多种，嫉妒别人家孩子离开的方式也可能是其中之一。这是克莱尔告诉我的。当看到那些在伊拉克战场上牺牲的年轻士兵，以棺木上覆盖英国国旗的方式回家的画面时，她可能要全力摆脱内心那种嫉妒的情绪，因为那些父母会为孩子的牺牲而感到骄傲。

她也可能会嫉妒一位孩子的生命刚刚因白血病而终结的母亲。多好的孩子，多不幸的悲剧，但这是一种可以被社会接受的死亡方式。

她为拥有这些想法而感到深深的内疚。这种感觉会耗干她的精力，让她不想做任何事。内疚感也会混杂进她那凌乱、可怖甚而是可耻的悲伤，而后，这份悲伤独存。

我和克莱尔在罗斯公园找了把长椅坐下，再往前走一小段路，就会到拍摄那张家庭合影的地方。

我们在罗斯公园见面是克莱尔的主意。公园离乔最后和大家住在一起的那栋房子不远，随后，家就散了。克莱尔的很多记忆被固定在这些地方，在我们一起回顾的时候，她带我去了几个承载那些记忆的地方。

我感到我和克莱尔见面时她正处于人生的转折点。在儿子死去的八年后，她离了婚，也为将来做了打算。她曾经是一位物理学家，剑桥大学博士。但她不愿意公开职业生涯的细节，即使是非常简短的介绍，她也不愿透露，似乎怀疑我想要将其作为故事背景记录。

克莱尔用柔和的苏格兰口音向我解释（这种口音是她从孩提时代在埃尔郡就拥有的），个人履历是一种速记方式。这些履历的细节实际上赋予了文章其他的意义：我与克莱尔见了面。看一看这位富有智慧的中产阶级知识分子吧。她绝不可能是一位不称职的妈妈。这一切不可能是她的错。

克莱尔并不喜欢这样的表达。

厚望

乔的出生是个错误。克莱尔从没想过会怀孕。乔的生父马克是个不错的玩伴，至少在一开始是这样的，但用克莱尔的话来说，马克"绝对不是做丈夫的料"。

这一段短暂、混乱的关系以充满火药味的方式结束了。尽管 23 岁的克莱尔已经成为独自抚养一个小男孩儿的单身母亲，她仍在继续自己博士研究生的学业。

克莱尔在乔 1 岁的时候遇到了神经学家艾德，他们组建了家庭。五年之后，他们迎来了自己的第一个孩子，取名为杰克。克莱尔记得，艾德完全被杰克吸引住了。她能看到艾德给予两个孩子的情感的强烈反差，即便她理解反差背后的原因，但这还是让她难以适应。克莱尔相信艾德很努力地想要和乔搞好关系，但两人就是很难建立亲密的亲子羁绊。乔多动爱闹的性格更是让这层关系雪上加霜，相比之下，杰克要安静得多，也更加内向，且更喜欢独处——总之，这些和他的父亲艾德很像。

在杰克 2 岁，乔快 8 岁的时候，克莱尔和艾德决定搬去美国生活。因为艾德在那里得到了新的工作机会——美国耶鲁大学的讲师。

克莱尔变成了两个男孩儿的全职母亲。一开始，他们只打算这样生活一年，然后克莱尔再去找工作。她接受这个决定，但在内心深处，克莱尔却感到一种解脱。她一直在来自职场的压力和身为母亲的压力间努力平衡，已经对此感到筋疲力尽了，而新生活的安排给了她保全颜面的方式。克莱尔不用说"太累了，我想辞职"，她只需告诉别人："哦，我会更关注丈夫的职业发展。"在他们定居美国两年后，他们的女儿露西出生了，而克莱尔之前未曾想过，她作为一个母亲和家庭主妇的生活就这样被完全固定了下来。

　　至少在短时间内，这是一种和谐惬意的生活方式：在令人兴奋的新文化中安定下来，满心愉悦地听着孩子们讲话，他们渐渐有了美国口音。克莱尔回顾女儿在读托儿所时的一段录像，女儿把胖嘟嘟的小手按在自己的胸口，对着国旗宣誓。

　　克莱尔回忆，他们住在纽黑文时，新家位于一个树木繁盛的富人区，车库门是电动的，可以远程遥控，似乎是当时美国居民生活方式的缩影。孩子的玩乐岁月，大人的宴会时间，这一切都存在于拥有最高期待的极高成就者的特权阶层。然而这些并不意味着他们不会遇到任何麻烦。大约在 9 岁或 10 岁的时候，乔在学业上显然遇到了困难。他掌握不了一些基本的数学概念，学校的老师建议他接受注意缺陷多动障碍的检查。在20 世纪末的美国，针对注意缺陷多动障碍的检查和治疗都相当普遍 *。乔只满足了其中几项，没有达到确诊的标准，因此，

---

* 事实上，这种现象直接受到 1994 年出版的第四版《精神障碍诊断与统计手册》的影响，它导致被诊断为注意缺陷多动障碍的孩子人数达到了之前确诊病例的 3 倍。第四版《精神障碍诊断与统计手册》的特（转下页）

克莱尔不能给他吃哌甲酯（Ritalin）使他在教室里安静下来（尽管克莱尔怀疑有些人真想这么做）。作为英国人的克莱尔是不会这么干的。

　　之后，乔到了青春期。

不抱期望

　　克莱尔开始不让乔出门，没收他心爱的电脑游戏，连带给他一些正强化："如果你表现得好，我就给你冰激凌圣代做奖励。"问题是这些都不管用。乔对冰激凌圣代压根儿不感兴趣。他也不想参加任何的家庭活动。在13岁的年纪，乔除了对自己的小妹妹还表现出喜爱之外，他对其他家庭成员都采取了回避的态度。乔成了一个沉闷阴郁、有着轻度抑郁的人。在学校里，他也惹了一身的麻烦。

　　有一次，乔把从艾德那里偷到的处方安眠药卖给同学。还

（接上页）别编委会由美国精神病学家艾伦·弗朗西斯（Allen Frances）担任主席，他曾经不止一次地对于注意缺陷多动障碍诊断的泛滥表达了深深的遗憾。这种现象在美国尤其明显，截至2013年，大约11%的4~17岁的美国儿童被确诊为注意缺陷多动障碍，这一比例令人感到震惊，这其中大量的孩子被开具了处方药物（因为其中有利可图）。弗朗西斯认为，不负责任的医药公司、疏忽职守的精神科医师的诊断和药方，以及过度担心的家长、焦躁不安的老师，都对这种过度治疗的趋势推波助澜。他还提出大多数（当然并不是全部）被诊断为注意缺陷多动障碍的孩子的行为最多不过是在正常范围内的波动或者发展中的个体差异而已，同时他也强调了一个最令人忧心的事实，即教室中年龄越小的孩子被诊断为注意缺陷多动障碍的可能性是年龄较大的孩子的2倍，也就是说我们把未成熟的发育状态视作一种疾病。

有一次，他在偷咳嗽药的时候被药店抓住了，那时他正在寻找一种拥有让人亢奋的成分的止咳糖浆。克莱尔试图将这一切合理化。乔正处于叛逆期。这只是一个阶段。当乔快要从初中毕业的时候，克莱尔参加了一场家长会。校长走上讲台，漫不经心地说了一些安慰大家的话："如果你们的孩子升入高中还没在警察那惹事，这就说明作为家长你们做得还不错。"在一片笑声中，克莱尔获得了少许安慰。没错，乔被警察找过，但只是因为偷了止咳糖浆，这并不算什么大事儿。

事情变得越来越糟糕。在乔 14 岁的时候，克莱尔已经不能再把酒或者钱放在家里了，因为它们会不可避免地不见踪迹。乔喝酒喝得很凶，还对其他事物漠不关心，逃学，抽大麻。

乔和继父艾德的关系完全破裂了，特别是当艾德只是扮演一名更加徒劳的"规则的实施者"的时候，乔报之以不加掩饰的敌意和厌恶。克莱尔相信艾德那时这么做的主要动机就是保护自己的两个孩子，使他们免受乔的影响。即使克莱尔在某种程度上可以理解艾德，但他的做法还是让她非常痛苦。同时，她自己也觉得有必要让杰克和露西远离他们这位具有破坏性的哥哥。

在我们的谈话中，我不断提问，在此过程中克莱尔和乔的关系如何。

克莱尔可以清楚地看到乔和艾德的关系，记得他们之间越来越不信任，冲着彼此叫嚣和咒骂。她也记得乔保护小露西的

情景，当露西在后院推着自己的玩具手推车的时候，乔就站在
她的身后。但是那些只有克莱尔和乔两个人在一起的时刻呢？
对于克莱尔来说，要记起这些时刻就困难很多。很多发生过的
事情都被她深埋在了心底。

有一点克莱尔非常肯定，乔对自己并没有攻击性，但他对
自己也没什么感情。母子俩依偎在沙发上一起看《辛普森一
家》（*The Simpsons*）的夜晚一去不复返了。她和乔交流的只
言片语都充满了紧张和冲突。克莱尔会质问乔自己钱包里的钱
去哪儿了，而乔只会嘟囔一句："不是我拿的，烦不烦。"于
是，一种熟悉又压抑的沉默再次横亘在母子之间，并且以猛烈
的关门声作为句点，乔又把自己锁进了房间。

克莱尔读一切可以读的书，学习一切能够学习的技巧——
诸如设定清晰的人际边界，强调无条件的爱，但这一切都不能
成为纵容乔所作所为的理由。

差不多这个时候，克莱尔和艾德开始尝试表达一种更为严
厉的爱。艾德卸走了乔的卧室门（"乔，你要为自己赢得隐私
权"），又拿走了他的大门钥匙。但是一点儿用都没有，乔和
一群大孩子们混在一起——他们中的一些人有车，至少有一个
人还有自己的公寓。此后，乔消失了好几天。

克莱尔开始有意识地拒绝社交，一部分原因是太累了，另
一部分原因是害怕交流孩子的现状。当她的朋友自豪地列出自
家孩子的成就，或是因为孩子的懒惰和不听话而烦恼抱怨时，

她就难受得听不下去，她的乔正不知道在什么地方等待着涉毒指控的法庭审讯。

同时，克莱尔也不想向她的这些朋友袒露心声。不久前，她还对乔抱有很高的期望，慢慢地，她的期望逐渐降低，而现在，用克莱尔的话说是"不抱期望"。这一切都太丢人了，这是对她糟糕的养育行为的控诉。克莱尔害怕被评判，所以待在家里会轻松一些。

乔所犯的是涉毒犯罪中的轻罪。他和一个朋友因在灌木丛里藏了一小袋大麻而被捕。克莱尔记得，警察明确告诉她乔犯的事儿没什么大不了，但是由于整个法律系统正在严厉打击城市日渐猖獗的毒品文化，所以他们想给乔敲响警钟。

当庭审开始时，克莱尔变得紧张起来。法庭所在地是以暴力犯罪闻名的社区。"我们生活在由特权阶层与学术声誉建造的孤岛之上，而包围着孤岛的四周则是真实的贫困。"克莱尔说道。大约在那时，《智族》（GQ）杂志上发表了一篇言辞激昂的短评，文章将耶鲁大学描述为在"像其他美国城市一样充斥着可怕的贫穷、犯罪和毒品的战争地带"挣扎求生。身在法庭之外的克莱尔，坐在长廊里一张遍布涂鸦的长椅上等待，她环顾四周，刻意回避着和一些人的眼神交流，克莱尔觉得他们是惯犯、黑帮成员，以及曾经卷入过枪击事件和毒品交易的人。她第一次开始思考那些自己未曾触及过的想法：如果乔不做出改变，或许这些人就是他未来的模样？她竭力摆脱这些念头，寄希望于这个地方可以给乔敲一敲警钟，让他不想再陷入同样的境地。

庭审稀里糊涂地结束了。他们交了一小笔罚金，乔被安排去一家专门针对青少年毒品和酒精成瘾问题的戒毒所待上一个星期。之后，他每星期还必须去拜访专门为问题少年开设的咨询中心。

15 岁的乔是油性肤质，脸上生着粉刺，坚持留着自己剪的长发，此刻他歪七扭八地坐在被告席上。他对判决结果无动于衷，也无所畏惧，毫无愧疚。比这些更让人不安的是：乔此时呈现出了古怪而不合时宜的表情，他看起来竟然还挺开心的。

悄然逃离

乔的行为是克莱尔一家决定搬回英国的主要原因。他已经被学校开除了，处于完全失控的状态。克莱尔和她的朋友们越来越疏远，持续的担忧和压力也在消磨她的婚姻。她觉得异常孤独。克莱尔期望，如果回到英国的话，他们至少能够从家庭中得到一些支持，还可以让乔重回校园，在某种意义上重新开始。

当然也有其他因素。克莱尔已经做够了"20 世纪 50 年代家庭主妇"，她不想在丈夫去上班的时候独自在家里烹饪打扫。但她没有在美国的工作许可，这些原因最终为他们在美国的生活画上了句号。艾德在加的夫大学找到了一份工作，于是他们打包好了行李，准备启程。

在全家准备离开的那天早上，乔仍旧不见人影，他出去找那些经常开车带他到处买毒品的朋友去了。克莱尔相信，乔一定把他能找到的刺激方式试了个遍，包括海洛因、可卡因、各式各样的处方药，以及酒精。他已经消失了好几天。

尽管一切在意料之中，克莱尔还是濒临崩溃，她的身体极度难受。她和艾德甚至为可能发生的事情寻求了法律帮助。如果乔完全拒绝和他们一起回英国该怎么办？他们可以强行带走乔吗？他们可不可以先离开美国，然后汇钱给乔，安排他稍后离开？律师斜靠在桌上，望向相框中他的孩子的照片。"你们有一个 15 岁的孩子，"他说道，"而你们在琢磨着，如何不带着他完成这次跨国搬家。请冷静一下吧，再好好想想。"

克莱尔当然不会丢下乔。如果乔不走，她也不会走。接下来会发生什么，完全取决于乔。

克莱尔没有正式地和很多朋友道别。她既没心情，也没精力去筹备一场告别派对之类的活动。她为没有这么做感到有些愧疚，这是她想做却做不了的事情。彼时彼刻她所能做的就是带着糟糕的心情，极度不安地坐上去机场的出租车（实际上是一辆加长版豪华轿车，为的是让杰克和露西拥有独特的体验），沉默而满怀羞耻地悄然离开。

乔在他们动身去机场前的最后一个小时出现了。

如父，如子

乔对于离开纽黑文——这个他住了大半辈子的地方有什么感受？他刚刚16岁，尽管克莱尔不知道也不认同乔的朋友，但很显然他有他的社交：一起出去玩的朋友，一起吸毒的朋友，与之别离会让他心生伤感的朋友。

坐在罗斯公园的长椅上，克莱尔沉思良久，没注意到飘然而至的雨点。事实上，他们不知道乔的感受，也根本不可能会和他进行与之相关的交流。

乔从没有说起过他很在乎离开纽黑文这件事，他好像什么都不在乎。乔参加了由法庭指定的心理治疗项目，他的咨询师曾在咨询记录中这样写道："他好像对他生命中的任何事都漠不关心，这一点很反常。"

但是，克莱尔知道有一个例外："他非常想和他的亲生父亲聚聚。"

在克莱尔和乔的生父马克决绝分手时，乔还是个婴儿，之后的数年间，克莱尔通过马克的母亲还与马克保持着若有若无的联系，乔的祖母也总想在乔的生命中占据一席之地。

克莱尔了解到，马克在他30岁出头的时候变得非常不对劲儿，差不多在那时他被诊断为偏执型精神分裂症。据马克的母亲所言，药物让他的病情得以稳定。尽管不能完全康复，但他仍在竭力应付。马克酒精成瘾，又总是出去饮酒狂欢，在短时间内花光每月的救济金。因为他没有工作，所以在下一次的救济金到账之前，他只能靠着烤豆子配吐司过活。尽管如此，当他听说自己的儿子返回英国之后，还是联系上了乔。

时至今日，关于这件事，克莱尔很难将她和乔之间的短暂交流与她在内心构建的许多解释和理论剥离开来。但她仍记得有一次，乔极为罕见地敞开心扉向克莱尔吐露他觉得有继父的家庭不太真实，在这个家里他没有归属感。

乔觉得他和他另一边的血亲有着更多的相似之处——没有博士学位的那一边。

在克莱尔一家搬到加的夫之后的一个月，乔穿着宽松牛仔裤和连帽衫，斜挎着背包，坐上了去往剑桥的长途客车。

克莱尔觉得乔是想花些时间来了解自己的生父，从而找到自己生命的意义，他想知道自己到底是谁，自己想要做什么。乔希望和父亲在一起待两个星期，然而仅仅两天之后，克莱尔接到了马克打来的电话。

马克的声音听起来相当慌张，他告诉克莱尔他没办法应付乔。这简直是个噩梦。乔想做的事只是嗑药和喝酒，马克控制不了，他不知道该怎么办。

回到加的夫之后，乔的沮丧一眼就能看得出来。他自己脑补了许多："我的亲生父亲讨厌我。"

那一夜，乔一路游荡到了罗斯公园。在公园里，他结识了一群钓鱼者，那些人把帐篷支在湖岸边，然后在冰冷漆黑的水中钓鱼。乔和他们坐在一起喝了很多浓烈的苹果酒，一起抽大麻。

在乔周年忌日的那天，乔的父亲马克结束了自己的生命。

如果你轻声细语

克莱尔很难描述乔的说话方式。"乔仍然保留着大西洋彼岸的口音，美式鼻音。但是后来他的语速慢了下来，说话也变得含糊，缺乏生气。他听起来……"她迟疑了一下，"他讲起话来有些含糊。"

乔说话方式的陡然转变把克莱尔吓到了，她确信乔一定出了问题，这比青少年叛逆期的那些行为更严重。她拖着他去见了加的夫的一位全科医生，这位医生又介绍他们去做了精神卫生评估。

他们坐在狭小、不通风的屋子里，屋里的一张矮桌上放着一盒面巾纸和一个空水壶。精神卫生领域的专业人员（"精神科医生或者心理学家或者某位人士"）问了乔一些问题，这些问题涉及他的心境、想法和困扰。你最近在想什么？有没有什么想法是你从来没有和你认识的人分享过的？你是否曾有过生命没什么意义，或者活着没什么意思的想法？你是否曾感觉别人可以听见你的所思所想？你是否试过结束自己的生命？你是否想过伤害别人？诸如此类。

乔一一做了回答。

克莱尔谈起了她儿子声音的变化，但这好像并没有引起专业人员足够的重视。毕竟，在加的夫没有人认识乔，这位专业人士过去从没有听过乔的声音。而且乔的声音并不奇怪，只有克莱尔认为儿子的声音发生了变化。

乔并不担心。

克莱尔却有一种日渐强烈的沮丧感："他们没觉得他有问题。"

他没有幻听，没有妄想，也没有那些奇怪的想法，更不抑郁。没有人能伸出援手，乔只能自救。

艾德却坚持认为他们需要做什么，即使是疲惫不堪的时候，克莱尔依然可以读懂艾德的用意。

但这并不意味着她想这么做。

他们已经搬来加的夫两个月了。杰克和露西也开始了他们在新学校的生活。

他们一家可能在凌晨三点被一阵噪音吵醒，当克莱尔冲下楼去查看究竟的时候，总会发现醉醺醺的乔正跌跌撞撞地四处找钱，藏匿毒品，然后呕吐，直至失去知觉。克莱尔有时还会发现，乔正和"那些最不想在房子里看到的人"坐在厨房餐桌旁。

乔和一位少年做了朋友，这位十几岁的孩子来自卡菲利一个破碎的家庭。"这孩子还行，"克莱尔告诉我，"但他也挺吓人的，他会把锡箔纸裹在头上，为的是阻挡外面的射线进入大脑。乔的朋友从美国的那些有问题的富孩子变成了游走在社会边缘的穷孩子。"

乔还是因为在超市偷窃而不断被警察找上门，有一次他因为可疑的行径和盗取警用自行车的意图被逮了个正着。多家超市已经禁止他入内，而且彼时他正处于取保候审阶段，等待在加的夫青少年法庭出庭受审。但这种情况不能一直持续，他们必须牺牲一些东西。

艾德解释道，反正乔也极少待在家里。乔此时更喜欢和一个占屋者住在一起。他曾与一个女孩子交往，有时也会到女朋友那里去住。因为吃得不好，乔日渐憔悴，但他仍然是一个好看的男孩儿。克莱尔记得他的女朋友比他大两岁，看起来样貌可人，而且好像很喜欢乔。一天夜里，克莱尔接到了他女朋友的电话，那时她还和父母住在一起，她打电话是想要克莱尔把乔从她家接走。乔醉得不省人事，不停地呕吐，她和她的家人不想再收留他了。"他们的恋爱关系结束了。"克莱尔的声音有些沙哑，她移开了视线，"我想这个女孩觉得她也许能找到更好的男朋友。至少，乔曾经有过一个女朋友。"

此时，克莱尔说话的声音很轻，轻到我几乎听不见她在说什么。她一如往常地沉思着，细究自己声音变轻的原因。"当你不想提及某事的时候，你可能会尽量压低音量。提起这件事可能会让我痛苦，所以我想，如果能轻声细语地把它表达出来，那所讲的事情也就不像是真的。"

让克莱尔不堪回首的事情就是他们把乔从家里赶了出去，只有当克莱尔在家的时候他可以回来，在有人监管的情况下洗个澡或者吃顿饭。如果乔想在家里过夜，他只能睡在车库。他们在车库放了一张床垫，几条毯子。

在长时间的沉默过后，克莱尔告诉了我这些事。她竭力克制着不让自己哭出来。当她滑落的头发遮住了半张脸时，我第一次意识到乔的卷发是从她那遗传的。"最难的是，"她设法控制住自己的声音，"我有一种非常强烈的感受……是我们把他带到了这个对他而言人生地不熟的，没有任何根基的地方。而且他只是一个孩子。所以……我们有责任尽可能地帮助他。最后，我们却没有满足他最基本的住宿的需求，没有尽到保证他安全的责任。"

克莱尔的痛苦是生理性的，疼痛遍布全身。她花了大部分时间卧床休息。她开始喝酒。每天做的事也只是把杰克和露西送去学校，保证他们梳洗整理得当，然后带上打包好的午餐，拿上该拿的东西。

克莱尔找工作的计划又搁浅了。她被愧疚感压垮了，为自己处理这一切所采取的方式深感自责。

与此同时，乔又去了剑桥郡几天，到那儿找他的叔叔。一天晚上，他在公交车站盯上了一个 24 岁的独身女子，抢了她的包。

那个女子拼命抵抗，但乔相当强壮。在争夺中，女孩儿擦伤了手臂，损伤了一些组织。之后，乔在街上漫无目的地游荡，警察看到了他，对他进行搜查的时候在他的包里发现了一把菜刀。

他的奶奶第一个赶到了警察局，那时乔正奇怪地对自己又笑又叫。他奶奶问他："是你做的吗，乔？"他看向她，说道："不是。"然后冲她使劲眨了一下眼睛。

真的疯了

在候审期间，乔被关押在亨廷顿附近的青少年罪犯院舍里。

克莱尔开了三个小时的车，跑到了一个她从来没有听说过的地方去看他，她的思绪一直被狂怒和担忧来回冲击。她的狂怒的原因在于乔的所作所为（"他怎么敢抢劫？可怜的女孩儿。他简直是禽兽……"），而她的担忧则是为了乔的安全。他那么脆弱，又那么年轻，和那些罪犯关在一起，很可能会被人利用。别人会殴打他，伤害他。克莱尔需要保护她的儿子。

克莱尔记得自己沿着一条走廊，走过了几道带锁的大门，走廊两边都蹲着阿尔萨斯嗅探犬。她从自动售卖机上买了一条巧克力和一杯茶，她的手颤抖着，乔坐在她的对面。他跟克莱尔讲述别人是用一种何其滑稽的方式对待自己的，他们说一套，想的却是另一套。

"你为什么这么做，乔？你怎么能这么做？"

他耸了耸肩。这没什么大不了的。然后他又笑了起来，奇怪地傻笑。克莱尔一想到这个就觉得恶心。一位看守人员也觉得乔的行为怪异得令人不安。用克莱尔的话说："我意识到他真的疯了。"

检控方要求判处乔两年监禁。

辩护律师朝被告席上的乔做了个手势，然后向法官解释道，尽管乔看起来笑得很得意，但事实上他有精神方面的问题，他的母亲正在为他寻求帮助，显然他需要帮助。

乔最终没有被判监禁，但是每星期都要参加针对青少年罪犯的社区项目。此后的几个月，乔的情况急剧恶化。克莱尔试图寻求帮助，但最终也没有找到合适有效的方法。她处于持续焦虑的状态，总是等待着带来坏消息的电话铃声。她经常不知道乔身在何处，于是晚上就开车跑遍加的夫的大街小巷寻找乔的踪迹，她还会在救世军夜间巴士上拿着乔的照片寻人，因为乔有时会在上面要一些甜茶取暖。

"有人见过我儿子吗？我很担心他。"

回到家的乔仍然处于被监控的状态，他记不住事情，也无法集中注意力，即使在玩电脑游戏时也很难专注，而电脑游戏曾经是他的避难所和快乐源泉。

在距乔17岁生日还有两个多月的一天早上，克莱尔接到了从当地警察局打来的电话。乔又因为从商店里偷食物被逮捕了。电话另一头的声音解释说，尽管乔在拘押中，但是值班的高级警官认为他不适合接受审讯，他们已经从医院安排了一位精神科医生来给他做评估。

乔死后，这份早期评估报告里的一些细节，也被记述在死因调查法庭要求出具的官方精神科报告中：

　　　　H先生的行为表现非常不一致——他会不合时宜地大

笑。他的表现也"缺乏情感反应"，不会对自己或者他人表达关心。对于他人的质询，他呈现出反应滞后。可以确定的是，H先生使用过非法药物，这也是他为什么会出现上述表征的原因。但是，由于第一次面询时的药物筛查结果为阴性，按照精神卫生法第二项，他需要于2007年3月9日入院重新进行精神评估及接受住院治疗。

"你是来给我送地西泮的吗？"乔问一名敲开他房间门的早班护士。

"你感到焦虑吗？"护士问。

"是的。"乔回答。

"是什么样的感觉？"

乔笑了，把脸埋进枕头里："我不知道。"

据乔的医院诊疗记录显示，他和病房护士的早期交流，仅限于他向护士索要地西泮——地西泮是一种让人成瘾的苯二氮䓬类药物，被用于治疗焦虑症，也因为其镇静的作用而颇受黑市青睐。

有一次，一位实习护士想和乔聊一聊他的人生规划。"嗯，我当然有人生规划，"乔说道，"我想在街头游荡，还要继续抽大麻。"实习护士质疑他的规划，觉得它并不怎么样。"好吧，那给我一些地西泮吧。"乔回复道。

相似的交流在每天的诊疗记录中都会出现。同时，护士也观察到他很容易分心，且总是不合时宜地微笑，甚而大笑，但他好像并没有出现幻视或者幻听，也没有不同寻常的奇怪念头。

　　我把车停在了医院的停车场，我和克莱尔坐在车里，仰头看向那栋又灰又丑，窗户上污迹斑斑的建筑。急症精神科住院部在几年前就已经关门了——搬到了加的夫市的另一边，一家有着更新建筑的医院——但是克莱尔仍旧带我来了这里，她想从外面看看。她指着二层楼的一扇窗户："那间也许就是乔的房间，又或许是挨着它的那间。"

　　在之后的七个月，这里成了乔的家。在警察局评估乔的那位医生成了他的新任精神科医生，他试图搞清楚乔的问题所在，以及该如何给予治疗。

　　开始的几个星期，乔不是在走廊里走来走去，就是坐在电视休息室里，不断地抽烟。他花了很多时间在房间里打盹或者睡大觉，汗流浃背地躺到铁架床的床单上。房间的角落里有一个小水槽，床头柜被固定在了墙上。

　　乔住进医院对克莱尔来说是一种莫大的解脱。她终于知道他在哪儿了，也确信他总算可以得到专业的帮助，找到了解决问题的办法。克莱尔甚至已经准备好重返职场，她找到了一份研究管理的兼职工作。克莱尔不再需要整日为乔担惊受怕，尽其所能地团聚一家人，她重新找到了自己的人生意义。

　　克莱尔坐上火车，望向窗外，凝视着呈现于她面前的一道道风景。

每一件事都在有序地进行，一切都向好的方向发展。

青春型精神分裂症

乔的诊断下得很快，但是因为他的年纪比较小，如果要将他的诊断结果呈现在官方诊疗记录中，还需要一段时间。提交给死因调查法庭的精神科报告证实了乔的诊断结论：

> H先生符合青春型精神分裂症的诊断标准。这一精神障碍的情感变化突出，表现为情感平淡或者情感不协调（情感反应平淡，且有时情感反应与外界刺激或内心体验不相符），伴有行为无目的性，不是以目标为导向，具有社会隔离倾向，行为不负责任，且精神分裂症的阴性症状发展迅速。幻觉、妄想及精神分裂症的其他阳性症状，诸如幻听等，通常转瞬即逝。
>
> 药物滥用及酒精成瘾加剧了H先生精神状态的恶化。

我在想，当克莱尔第一次听到诊断结果的时候，她有什么感觉？她是在每星期一次的病房巡诊会议中知道这个结论的，她参加会议的目的就是想和乔的精神科顾问医生交流情况。

"你知道吗，"克莱尔告诉我，"这对我和我的家庭来说绝对是一件天大的事。艾德和我都有了认知上的转变。之前我们非常气愤，觉得乔的行为不可思议，也对我们身为父母的失败而懊恼自责，但是当我们知道了诊断结果之后，就会想：噢！

原来是这样。乔不能控制他自己。他生病了，所以才做了那些事。"

克莱尔曾经乐观地认为这种疾病是可以被治愈的，至少可以显著地改善。于是，她和艾德开始阅读相关文章，深夜上网搜索相关的内容，订阅精神病学期刊，希望能对这种精神障碍有足够的了解。然而，随着他们知道得越多，克莱尔的乐观情绪也逐渐瓦解。他们发现青春型精神分裂症的预后极差。用克莱尔的话来说，他们能够期待的结果是，"病情的恶化即刻可控"。也许乔永远都不能完全独立，但是至少以当时的情形来看，他们仍旧把某种表面上的正常或者某种症状的改善视为努力的目标。

副作用

不久之后，乔开始在周末回家了。

克莱尔说乔变了。她用了一些词语来形容乔，他像被下了药一样，行动漫无目的，笨拙而缓慢。"乔的体重涨得很快，"她告诉我，"他不能连贯地表达两点想法，或者把词语串起来。他……"克莱尔的声音越来越小。

她的孩子那最后一点理智的微光消失了，再也不会恢复了。

是什么造成了乔的改变呢？

克莱尔不假思索地说："药物，是药物让他变成了这个样子。"

一则在乔入院初期的护理记录写道："当（乔）拿到晚上的药物时，他会表现得很兴奋。他应该不完全清楚自己的药到底是什么，可能认为是一种苯二氮䓬类药物。"

事实上，乔拿到的是抗精神病药物，名叫利培酮。在接下来的数个月内，他又试了两种类似的药：喹硫平和奥氮平。这些药物所带来的副作用各不相同，但一般会包括焦虑、嗜睡、视力模糊、震颤、出汗、恶心、眩晕、抑郁、头痛、呕吐、唾液分泌过多或者口干舌燥、食欲变化、坐立不安、头晕目眩、生疹、胃痛或者消化不良、疲劳、睡眠障碍以及体重增加。

这些药有用吗？

"一些药确实有效，"克莱尔告诉我，"其中一种还非常管用。我可以感觉到他的思维明显清晰了很多，那智慧之光又亮了起来。"

这种疗效显著的药物是喹硫平。克莱尔记得，在乔服用它的那个阶段，她可以和乔一起坐在病房里，和他交流一下他都在那儿做些什么，以及他之后想做什么。

但乔不会和他的妈妈讨论那些药的副作用，乔也曾向医生要求更改药物处方。他的精神科医生倒是非常乐意，原因可能是乔对医护人员的敌意与日俱增。克莱尔觉得，乔的敌意来源于他对自己的处境逐渐增强的警惕性，他一直想要搞明白自己为什么被医院扣留。"医院方想要听话的患者，如果我们有很多钱的话，我们可以送乔去私人诊所，那么也许一切就会不同了。但……"她的声音又变小了，"但我们没有钱。"在其他药物的作用下，乔的思维受限，不能考虑一天以外的事情，充其量只能考虑下一次服药，下一次吃饭，下一次喝酒。

按照精神卫生法的规定，乔被禁止在没有陪护的情况下离开病房，但是他对这样的规定不屑一顾。尽管医院的门上了锁，但是他总有办法逃出去。克莱尔带着一丝骄傲笑了一下："我不知道他是怎么做到的。"

他逃出去是为了喝酒，去找那些酒吧、公园，然后让自己醉得不省人事。这是他短暂生命中永恒不变的主题，我想知道克莱尔对此有什么想法。到底是什么让乔如此坚持不懈地寻求酒精和药物的刺激？

克莱尔了解过相关的理论解释，这一理论曾在一些神经科学论文中被提及，艾德对这一类的文章情有独钟，他通过阅读和研究这些论文来应对所发生的一切。乔的大脑出了些问题，而且早在他的青春期就已经出现这些问题了。但是他无法明确地表达。这可能是神经细胞层面的问题。尽管人们对这种说法并未达成共识，但有一些研究指出，吊灯样细胞功能的严重缺失或许是造成这些问题的原因。吊灯样细胞是一种存在于大脑皮层的神秘的、多分支的中间神经元，它对人类大脑的高级逻辑运算，以及对语言、思维、感觉和人格的形成都起着重要的作用，而吊灯样细胞功能的缺失会对上述活动起到抑制、阻碍的作用。另外，功能缺失还会伴随着个体对酒精和尼古丁的过度摄取——而酒精和尼古丁确实是乔一直以来极度渴求的。

"这多多少少满足了他的内在需要，"克莱尔认为，"他的大脑出问题了，而他自己在寻求改善的方法。"

换句话说，酒精、药物都是乔自我治疗的方式。

周五下午三点

乔站在病房大门外，紧握着一个黑色的垃圾袋，里面装着他的所有东西。

大门在他身后关上了。

他害怕极了。

乔已经在这里待了很长时间。他有七个月待在急症病房，之后的六个月在精神卫生康复病房。之所以把康复病房安置在普通住宅，是为了让那些慢性精神疾病患者能为将来的独立生活做好准备。"那里会教他们一些基本的生活技能，诸如如何煮饭，如何社交，如何登记领取救济金，如何去购物，如何不偷室友的牛奶喝。"后来，因为乔对酒精的依赖越来越失控，他又回到急症病房待了七个月。随后，人们在乔房间的地上发现了好几百个烟蒂，这些烟蒂被视为火灾隐患。

乔尝试了第四种抗精神病药物。这种药叫作氯氮平，专门用于"难治性精神分裂症"，是在其他的药物都没有效果时，医生最后选择的药。氯氮平的服药期间不宜饮酒，不然会增加它的副作用。克莱尔回忆，当药物处方拿到乔面前的时候，负责看护的护士先被吓到了。他们认为，氯氮平是需要谨慎加以对待的药物，他们担心以乔那么大的饮酒量来看，服用这种药会对他的健康造成巨大的威胁。乔的精神科医生给出了同样的结论，于是乔停了药。在乔去世后，英国国民保健信托曾经做了秘密调查，他们承认"在涉及物质滥用问题时，医院方面存在意见分歧"。在克莱尔看来，乔的精神障碍和酒精成瘾密不可分，但是在治疗的过程中它们却被"完全区分开来"。这就是为什么克莱尔认为乔在医院的最后几星期里所签署的协议实际上是"让他就范的圈套"。凭此协议，如果乔继续饮酒，那么他将被要求离开医院。

病房里有很多曾经密切看护过乔的护士，他们意识到乔的弱点容易被利用，所以竭力拒绝接受这个决定。这也在英国国民保健信托的秘密调查中得到了证实：

> 这项协议是以患者出院作为负面结论的，协议内容并没有得到所有医护人员衷心的支持。而且，决定在做出之前显然也没有经过风险评估：H 先生，19 岁，已经作为住院患者在这里待了 18 个月，没有独立生活的经验，经早前的康复病房评估，其缺乏日常生活的技能，没有明确的住址（包括旅馆地址），在病房仍表现出攻击行为。院方对于其突然的出院也没有替代的关怀计划。

> 让患者离开的决定相当仓促，在星期五下午做出决定后，并没有预留时间为患者提供出院后的帮助。

院方除了给乔叫了一辆带他去流浪汉收容所的出租车之外，再也没有对他做任何安排。乔担心自己一进收容所，马上就会招来毒打，所以他坚决不去那里，宁愿睡在灌木丛里。

"他们放弃了他，"克莱尔说，"一部分原因是医院的床位紧张，他们觉得不值得再在他身上浪费资源了。我当时既愤怒，又恐惧，同时又充满了无力感。我什么都做不了。我他妈的还能做什么呢？"

致我全部的爱

克莱尔最后一次见到儿子时，他们一起去小餐馆吃了午饭。出去吃饭是乔的意愿。那是一个夏日午后，餐馆外面就有椅子，因为不用在室内用餐，克莱尔感觉放松不少。

在乔被赶出医院后的 10 个月里，他一直住在克莱尔为他租下的一套小的私人公寓里，他从不在那里洗澡。为了租下这套公寓，克莱尔不得不撒了谎，她跟别人说乔是她的学生，因为生病所以需要休学一个学期。克莱尔没有别的选择，艾德仍然不让乔回家住，而申请特别支持性住房的等待时间长达数年。克莱尔每星期都会带乔去精神卫生门诊，她在那里可以毫无顾忌地掉眼泪。当医生跟她提起乔最近的肝功能检测结果时，克莱尔又哭了。乔的生活方式对他的身体健康有着毁灭性的影响。医生谈起了乔的预期寿命可能会缩短，这有可能发生在三到五年内。

"没有人问过我是否想和什么人聊一聊，"克莱尔跟我说，"没有一个人这么说过，'哦，你知道吗？你可能也需要一些帮助。'"那几个月，克莱尔被困于一种深切的孤独感，但她从来没为自己寻求过帮助。乔的情况更糟。那是她能想到的一切。乔的情况更糟。乔的情况更糟。

克莱尔隔着餐桌看着乔，那些食物掉下来，弄脏了他的上衣，也粘在了他的胡子上。他坐立不安，手抖得非常厉害。他的呼吸很浅，好像尽力挣扎着避免自己惊恐发作似的。

乔害怕离开公寓，不想踏入一个他坚信会带来伤害的世界。

他不再给每星期来拜访他的社区精神科护士开门，他们敲了几次门，听不到任何回应，于是离开了。

"我喝酒是因为我的生活一团糟，"乔告诉他妈妈，眼睛一直空洞地盯着前方，"那是我生活中唯一让我感到快乐的事情。"

两三天后，他们又通了电话，乔想要五英镑去买几瓶苹果酒。

克莱尔当时没有时间，她有别的事情要忙。艾德工作上的问题让他们吵得不可开交。到了暑假，露西和杰克也需要更多的陪伴。所以，乔只能等一等。

克莱尔当天晚上给乔打了电话，但他没有接。第二天，他依然没有接听。克莱尔与艾德去敲乔的门。他们通过门上的信箱口喊乔，可以听到屋里的收音机正在播放的声音。

乔仍旧和那个来自卡菲利的小伙子来往，就是把锡箔纸套头上的那个，他们俩总凑在一起吸毒。

"坏家伙，"克莱尔对自己说，"又干坏事儿了。"但她很难用这个解释说服自己，也无法忽略自己隐隐的担忧。

克莱尔将一袋三明治挂在门把手上，然后转身离开。

最后，房东过来打开了门，艾德卸下了门上的安全链。克莱尔则和杰克与露西待在家里。

她已经是第三次给艾德打电话了，电话又转成了自动应答。

她明白了。她一直明白。

今天，我和克莱尔在她的家里见了面。她和艾德离了婚，最近又搬进了新的住处，箱子里还有一些东西没有整理完。她搬出了一个很重的纸盒，里面装满了文件。甚至连盒盖都难以扣住。

她无法让自己看这些东西，但也不想把它们扔掉，所以她决定把那些东西都交给我，如果能对我的研究有帮助，也算物尽其用了。

露西从楼上跑下来，打断了我们的谈话，她和我们寒暄了几句。露西 16 岁了，正在等待普通中等教育证书考试的结果，她期望能得到全 A。一直都是她在照顾着克莱尔。房间的角落摆放着她的钢琴，还有六年级毕业证书。

露西离开后，克莱尔告诉我，两星期前露西下来吃早饭的时候，穿着一条运动裤，那条裤子让她觉得特别眼熟。她突然屏住了呼吸，天哪，她才知道这条裤子还在呢，它竟然一直被保存着。这条裤子并不适合乔，当初他买下来是为了摆脱另一位患者的纠缠，为此还花了好多钱。

克莱尔告诉过露西这条裤子是她哥哥的。于是她一直留着它，就好像她的哥哥乔一直都在她的身边。

盒子里装满了医院的诊疗记录、药物清单、警方报告、保释申请、医疗保险计划，以及各种在乔的人生最后几年里涉及的档案文件，还有就是试图弄清他死因的官方调查报告和往来信函。

还有其他的一些克莱尔没想到会放在里面的东西：乔的一些照片、中学毕业证书，还有他从小收到的积极的学生报告。其中有一份报告来自一位叫他"乔伊"的三年级老师，她表示自己很高兴能够成为"乔伊"的老师。

我告诉克莱尔我的发现，在随后的访问中我们一起把这些东西从盒子里拿了出来。她想把它们放到她保存的另一个盒子里。那个盒子要小得多，也空得多。"他最后没有留下什么，"克莱尔告诉我，"他的公寓乱糟糟的，也没什么值得留下的。"

克莱尔保存着乔的山寨之宝（Zippo）打火机——打火机的外壳上还装饰着大麻叶的图案——和他装烟叶的锡盒、钱包、手机。她还保存着他小时候参加少年篮球队时赢得的小奖杯，以及从他葬礼的花环上取下来的干花叶。

当把这些新找到的东西放进她的盒子时，盒子看起来满了许多。"这样看着是不是好多了？"克莱尔问我。

是好多了。此时此刻，我心如刀绞，但同时我也为能和她分享这一时刻而感到荣幸之至。

另外，盒子里还有一封克莱尔写给乔的信：[1]

你无时无刻不在我的思绪中盘旋，伴着我在清晨中醒来，也伴着我在夜幕下入睡。但我此时此刻写信给你，是因为你的 21 岁生日即将到来，而我却不知道我应该在那一天做些什么。

18 个月前我们发现你倒在了自己的公寓里，从那个糟糕的时刻开始，我意识到自己已经为你难过那么久了，当看着那个英俊、快乐、精力充沛的小男孩最终迷失在精神疾病的泥沼里，我悲痛不已。我知道你会认同一点：你的青春期对我们都很残酷，尤其是对你自己，但是你可能从来都不知道你带给我的那无以复加的心痛。那一天，最坏的事情还是发生了，我终于可以停止为你担心了，在绝望的痛苦和伤感之外，我也得到了解脱。毕竟，在我无数次的关于"你会发生什么"的想象里，一切都可能比实际发生的情况更糟。记得有一次，你对我说，如果我选择继续为你担忧，那就是我的问题，而不是你的问题。你知道吗？你的自私让我异常沮丧。

你不能发现你的生活已经出了问题，但我也很难接近你，只能煎熬地看着你的人格和智力全面退化，看着你完全丧失人生目标，也看着你对生活全无抱负。

我对你所抱有的期望已经消失殆尽，唯一的愿望就是你过得还算满意，并且对人无害地生活。你长成了大块头儿（无论他们怎么说，在我看来，你体重的大幅增长就是你所依赖的抗精神病药物造成的），在最后你也很难无条件地去爱别人，这让我没法意识到——或者从来不曾承认——你其实是多么脆弱。

　　我写这封信的主要原因是想对你说一声抱歉。我为你做了我所能做的一切，我也为你付出了所有的努力，但是这真的不够，我最终没能保护你，没能让你获得安全感。我希望我能回到那个时候，然后用不同的方式更好地处理我们彼时面对的问题。

　　我也想问问你，最后到底发生了什么。尽管有了调查结果，但是真相还是不够清晰。现在看来，你好像是摔倒了，然后撞到了头，继而你的心脏也停止了跳动，你的身体因为酒精和一直以来按时服用的药物而虚弱不堪，我但愿你从来没碰过那些东西。我衷心地希望你是安详地离开，并且希望你能在生命的最后时刻保有一丝清醒和感到些许解脱。我为你如此痛苦的生命得以终结而感到高兴，同时也为你的离开而永远沉浸于悲痛之中。

致我全部的爱　你的妈妈

病　因

　　不知道该说什么？这正是我们需要面对的问题。崩溃的年轻人倒在了他们的住所中。乔并非统计意义上的一个数字，他的故事不是个案。

　　在英国，精神分裂症确诊者的平均寿命比普通人群要短20 年。[1]

　　看一看发生在乔身上的悲剧，想一想克莱尔每天为此承受的悲痛，我突然觉得，早前我关于诊断标签的论述是多么地不着边际。

　　事实上，乔的诊断是我早前论述的一个完美例证。自他去世之后，"青春型精神分裂症"的诊断就不复存在了。第五版《精神障碍诊断与统计手册》并没有将其收录，此外，其他所谓的精神分裂症亚型，诸如"偏执型精神分裂症"等诊断标签也一并交还给了历史。精神病学诊断最严苛的批判者们将之视为一场胜利——它是证明这些术语毫无意义的证据，而所有的诊断标签都会面临相同的命运——然而，捍卫精神病学诊断的人们则认为，这是持续拓展和加强对精神分裂症理解的证据，精神分裂症的这些亚型，不足以反映此种精神障碍的异质性，也对预测进程和监测治疗效果没有实际作用。[2] 所以，弃之不用是最好的选择，我们的注意力可以由此集中到真正的精神分裂症上来。

真理随时间的推移而变化。乔永远地离开了，而克莱尔则守着这个具体、绝对且无可变更的事实活着。

所以现在，我将不再关注那些正在进行中的热烈辩论，不再考虑某种特定的病痛可以冠以何种标签，我会心怀敬畏地转而思考另一个问题——某种特定病痛的成因。究竟是什么让人们远离朋友、家人和现实世界，变得如此崩溃？是什么让人们将自己层层包裹，再也走不出来？

要回答这个问题，我们首先需要设置一些限定条件。正如我们从故事中所了解的，所谓的精神分裂症患者所经受的痛苦不只限于那些核心症状的直接影响。譬如现实世界的歧视，就比任何可以证伪的妄想让他们更加难以承受。此外，他们可能由于种种复杂的原因而不能得到卫生服务机构的帮助，这会比那些回荡在脑海中的残酷字眼更容易让他们陷入窘迫与困惑。在后文，我们能够发现那些令人苦恼的个人体验，在旁人看来显然是"精神分裂症"的本质，却可能并非由精神障碍引起，而是由治疗的药物导致的。

　　需要承认的是，这种病痛的诱发因素不是在某个时刻同时出现的，我们仍需要找到问题的切入点。

　　我再一次想到了乔。

　　"乔伊"，他的三年级老师会这么叫他。一个幸福快乐、精力充沛、热情洋溢的小男孩儿。事实上，我由此想到了我自己的两个同样幸福快乐、精力充沛且热情洋溢的孩子。对乔而言，有些事在某个阶段发生了变化，这让我感到惶恐。是不是总有什么东西在阴暗的角落处潜伏窥伺？是不是他的人生剧本早在开头就写好了结局？

　　在乔短暂的人生中，他所处的环境和发生的事件，以及我们所听到的其他故事，都指向几个重要的因果关系理论，这些理论不仅可以用来诠释所谓的精神分裂症的成因，也可以用于解释更为广义的"精神疾病"。但是，有一点需要记住，它们只是理论。

　　如今，科学能够解释的仅限于"群体层面"，这意味着我们可以通过对大量人群的观察了解一些趋势，但并不能将这种趋势用在每个个体身上。

　　在目前的情况下，没有任何一个精神卫生专业人士可以对某一位患者（或可称为服务使用者、幸存者、自由撰稿人、士兵或者儿子）说，他知道你为什么会患上"精神分裂症""抑郁症""焦虑症""强迫症"等等。对精神卫生专业人士和精

神疾病病患而言 *，当他们处于情绪性与高度紧张的对话之中，就很容易遗忘这样的简单事实。

在着手写这篇文章之前，我和克莱尔曾经一起列出了关于"精神疾病"的一些主要的因果关系理论。克莱尔提到了遗传学，事实上，乔的生父也被诊断为精神分裂症。我们讨论了神经学理论，这是乔的继父曾经推断的理论解释，还有就是与特定消遣性药物相关的致病因子。

我会逐个对这些理论进行详细的阐述。首先，我想回顾一下我和克莱尔之后谈了些什么。

我想和克莱尔讨论另外一个理论，人们普遍认为，幼年的负性生活事件，以及与之相关的创伤经历会增加我们遭遇精神疾病的风险。[3] 事实上，不单单是精神疾病。幼年不幸的际遇，包括遭受虐待和长期暴露在父母持续冲突的环境中，也会诱发癌症、呼吸系统疾病、心脏病、药物和酒精滥用，以及暴力行为。[4] 从这个角度来看，虐待儿童除了行为本身令人痛恨之外，也是公共卫生领域需要关注的主要问题。

太多的孩子在糟糕的成长环境中长大，身体虐待、性虐待、情感虐待、忽视和霸凌都极大地增加了成长中的儿童罹患精神病的风险。[5] 特别是儿童性虐待已被证明与极度恶劣的心

---

* 现在让我来阐述一个显而易见的事实，精神卫生专业人士和精神疾病病患双方不是处于相互对立的地位。这是另一个经常被忘记的简单道理，忘记这个道理对所有关系人都有害而无益。

理健康状态密切相关。*我们才开始意识到在英国范围内，儿童性虐待所波及的人数之众，规模之广。据英国防止虐待儿童协会（NSPCC）估计，每20名英国儿童中，就有一名曾经遭遇过性虐待[6]，一项研究综述指出，在精神病科入院患者中，大约有1/2到3/4的患者曾经在童年遭受过性虐待或者身体虐待。[7]

我要重申一遍：

据英国防止虐待儿童协会（NSPCC）估计，每20名英国儿童中，就有一名曾经遭遇过性虐待，一项研究综述指出，在精神病科入院患者中，大约有1/2到3/4的患者曾经在童年遭受过性虐待或者身体虐待。

尽管这些数字那么惊人，我们并不能理解将这些创伤转化为特定的精神障碍的生物学机制，恐怕也没有人可以做到这一

_____

* 我们之所以在此讨论相关性而不是做出虐待儿童是"精神疾病"独立病因的论断，是因为研究者不可能从虐待对"精神疾病"所造成的影响中将其他混淆变量的潜在影响分离出来。比如说，那些儿童性虐待受害者经常（虽然并不总是）生长在破碎的家庭环境中，功能失调的家庭发展模式、家庭冲突和糟糕的养育实践都属于破碎家庭环境的一部分。所以，我们不能百分之百地确定，性虐待能凌驾于其他单一或者混合因素之上，成为精神病或焦虑症的单一致病因子。这就是这类科学的局限性。然而，我个人的意见是，最好的方式其实就是询问，与他们探讨在他们的视角中对其有巨大影响的因素是什么，不带任何偏见地倾听他们的感受，然后以此为起点，向前迈进。

点，但大多数人仍能通过直觉了解到如此残酷的童年记忆一定会留下深刻且持久的创伤。

但是，更让人难以理解的是，那些表面看起来并没有那么强烈的童年经历，也会对人产生深远的影响。某些平常的事情会增加我们对于严重精神疾病的易感性，譬如父母一方和子女分开，有研究显示，有精神病发作体验的人更有可能在 16 岁之前经历过和父母一方或双方的分离，这种可能性是普通人的 2.4 倍。[*8] 我曾想在不探究乔的童年经历的情况下，能和克莱尔做一些这方面的讨论。然而，我思前想后，还是犹豫不决，因为找不到合适的词语。

事实上，如果乔的生活事件可以用来解释他身体不适的变化，即使有这么一点点做类似解释的可能性，我担心克莱尔理解为我在指责她。

不久之前，精神卫生专业人士强烈指责家长或者养育者，尤其是母亲，认为他们使自己的孩子罹患精神分裂症。这种理念流行于 20 世纪 40 年代末到 20 世纪 70 年代（在美国尤甚），彼时精神病学与精神分析疗法正处于浓情蜜意时期。

这一时期出现了"精神分裂症母亲"的概念。母亲们做

---

* 即使经历过和父母一方或双方分离的人患上所谓的精神分裂症的可能性是一般人群的 2 倍或者 3 倍，但他们患上精神分裂症的概率仍然很低。粗略估计，每 100 个人中就有一个人被诊断为精神分裂症。这种概率的 3 倍即为 3%。

什么都是错的。要么因为她们对孩子关心不够，要么因为她们对孩子关心太过，从而把他们逼疯。不论哪种情况，从令人困惑的弗洛伊德学说和明显的厌恶女性的角度看来，孩子的精神疾病都是母亲的错。神经心理学家西蒙·麦卡锡–琼斯（Simon McCarthy-Jones）认为，如此毫无根据的主张势必会引发全面的反击，而这种反击也导致了意识形态的钟摆在相反的方向上被甩得过远。在美国，许多家庭集合起来组成游说团体，坚决反对父母可能会导致精神疾病的说法，而倾向于新兴的精神疾病的生物学解释。这些活动团体从医药公司那里获得了大量的资金支持，而这些医药公司出于显而易见的目的也热衷于推广此类信息。我们在介绍第三版《精神障碍诊断与统计手册》时也谈论过类似的精神病学立场的转变。于是，正如麦卡锡–琼斯所言，家长们联合精神病学，将矛头直指精神分析中指手画脚、指责母亲的言论，使精神分裂症的生物医学模型成为"政治、道德和科学权威的完美融合"。[9]

钟摆现在缓慢地回到了中心，尽管对许多人来说，这有些太过缓慢了。近年来，一些英国国家卫生服务部门的精神卫生信托机构内部开展了一项被称为"创伤知情实践"的行动。[10]创伤知情实践中包含了通过更好的培训，让精神卫生领域的护士和其他专业人士知道如何探索和处理儿童虐待及忽视的问题。

等一下！你也许会想。当然，强调创伤性的童年经历已经是英国举国上下治疗性谈话的主要内容了吧。你的这种假定可以被原谅，因为事实并非如此。许多精神卫生服务的使用者从来没有被问及儿童虐待或忽视的经历，被诊断患有精神疾病（包括精神分裂症）的人们是最不可能被问到的一群人。[11]

以我自己在急症精神病房的护理经历来说，我从来没有足够的信心发起或者处理这类谈话。而且通常大家认为，我们的患者处于过于焦虑、精神错乱、恐惧的情况，他们无法有意义地表达创伤性记忆，短期来看，这种表达会增加他们的痛苦。

精神分裂症母亲的概念给精神病学领域带来的羞耻感也许迟迟难以消散，精神病学专业人士把与之相关的特定话题列为禁忌。安妮·哈灵顿（Anne Harrington）曾经在发表于《柳叶刀》（Lancet）的文章中写道："原生家庭归罪论已经成为名誉扫地的理论，因为害怕给该理论注入新的能量，时至今日，对精神分裂症的文化和社会心理解读已经鲜少被提及了。"[12]

现在，我们总算有机会来讨论一下它们了。

更多文化与社会心理领域的内容

在临床心理学教授约翰·里德（John Read）看来，精神病与所谓的精神分裂症最好的预测变量就是贫困。里德并不是把贫困视为精神疾病的病因，而是把它视为引发病因的原因。

生活贫困使人们更有可能暴露在一系列压力和潜在的创伤性事件之下，同时也减少了获取有效资源的可能性，从而难以克服压力和创伤性事件的影响。

里德认为，事实上，比绝对贫困更有效的唯一预测变量就是相对贫困。富裕国家收入不平等的状况最为严重，所谓的精神疾病的患病率也就最高，收入最为悬殊的国家比收入相对平均的国家高出大约 5 倍。英国和美国不出所料地成为世界上收入最为悬殊的国家，同时也是国民精神状态最为糟糕的国家。

我们并不能完全理解，收入不均到底是通过哪种途径对人类精神状态施加了影响，作为社会动物的人类好像在与他人的关联中本能地觉察到自己的地位，也就是说，贫穷在剥夺了我们的社会生活和社会价值感的同时，也给我们的心理健康状况致命一击。[13]

毫无疑问，身处经济阶梯最底端的那些人面临着最严酷的生存境遇，然而，对于生活在不平等社会中的每一个人来说，不平等就是精神压力和精神痛苦的根源，这与你自身的生活水平没有关系。[14] 如果我们允许失败者的存在，那也不会有什么赢家。

一个令人不安的事实是，少数族裔精神障碍的确诊率更高，在英国，这一点特别体现在来自加勒比地区的二代非裔移民身上。这也让很多人认为，精神病学具有制度性的种族歧视。精神病学家因此遭到了指责，人们认为这些专家们一味地运用狭隘的西方视角去诠释人们表达痛苦的方式，而没有考虑到这些人其实是处于专家们所不了解的文化背景之下。

然而，还有一些需引起我们重视的事，因为尽管制度性的种族主义会导致粗暴的诊断与治疗（我相信的确会有这样的影响，稍后还会加以论述），但这并不能解释年轻的非裔群体（尤其是生活在城市的年轻人）为什么会拥有那类奇特的经历，正是这类经历使他们先被精神科医生或精神卫生团队注意到。

露西·约翰斯通博士及其同事给出了这样的解释，这些年轻人身处贫穷与歧视的交汇之处。[15]

借用社会与社区精神病学教授斯瓦兰·辛格（Swaran Singh）的话说，这不是一个"黑与白的问题"。他注意到，精神障碍的患病率不只在英国的加勒比非裔社区显著升高，这种趋势在全球其他移民群体中也相当普遍。

据报道，精神病患病率最高的是位于丹麦的格陵兰人，患病率较高的还有移民到瑞典的芬兰人，以及移民到澳大利亚的英国人、德国人、波兰人和意大利人。辛格指出，这是一个社会歧视和社会逆境的问题。移民群体更有可能面临着边缘化和社会排斥的重复体验，辛格称之为"社交挫败"。甚至有证据显示，如果一个人在青少年时期多次搬家或换学校，即使这种频繁变动发生在同一国家内，也会增加其罹患精神病的风险。辛格解释道："孩子每一次换学校，就意味着离开他的同伴和社会支持网络，然后作为一个外来者重新开始。而这种作为外来者的长期体验，被认为与精神病的发生、发展有关。"[16]

即使不搬家，我们生活的地方依然会对心理健康状况造成影响。总之，城市生活看起来对人类的心灵并不友好。

例如，在瑞典人口最密集的地区生活的人们的精神病患病率比在乡村生活的人们高出了68%。对生活在人口最密集的地区的女性而言，她们患病的风险则比生活在乡村的女性增加了77%。不论男性还是女性，生活在瑞典人口最密集的地区的人身陷抑郁状态的可能性都显著增加。[17]近期一项关于精神病发病率的研究显示，在6个国家的17个不同地区的人群中，南伦敦的精神病发病率是西班牙圣地亚哥的8倍。研究者将种族和民族因素所造成的影响从公式中剔除之后仍能得到如此巨大的差异。[18]

"这不能用基因来解释，"研究作者之一罗宾·默里教授说，"这绝不可能是基因的问题，但可能受到社会分裂和城市贫民区的影响，也可能是因为大麻。我们应该可以做些什么。"

是的，大麻。

作为自由主义者（我也是其中之一），我们都被要求为大麻发声，认同它对人造成的损害不像酒精那么严重。从社会整体角度来看，大麻造成的危害确实没有那么严重，但是这不意味着它不会对某些人造成严重的困扰——而且受其影响的人数要比我们所能想象的多得多。

2005—2011年，南伦敦莫兹利精神病院的患者都会被问他们是否吸食过大麻，以及吸食大麻的频率和类型。调查结果显示，精神病性症状的出现与是否每天吸食大麻存在强相关性。但奇怪的是，这种强相关性只存在于吸食名为臭鼬的高效大麻的人身上。而如果是吸食名为哈希的大麻天然提取物，其发生精神病性症状的可能性与完全不使用大麻的人群没有什么区别。[19]

四氢大麻酚（THC）是臭鼬大麻中主要的精神刺激成分，也是诱发精神病的主要成分。臭鼬大麻中的四氢大麻酚的含量高，而其他天然分子的含量则很低。大麻二酚（CBD）是哈希大麻中的一种天然分子，它可以显著抵抗四氢大麻酚*诱发精神病的有害影响。[20]

这一发现推进了大麻二酚用作抗精神病药物的研究。不论怎样，有一点可以确定，像臭鼬大麻这样内在成分不平衡的大麻品种——包含微量的大麻二酚和高浓度的四氢大麻酚——会对人的精神状态造成极大的威胁。[21]莫兹利精神病院的研究者估计，如果不使用臭鼬大麻，24%的精神病患者可以避免首次发作。

一如往常，事情初露端倪时所呈现的形态都不是特别清晰。譬如我们之前讲到的虐待儿童的例子，虐待儿童与患上精神病具备相关性，但相关性并不等同于因果性，吸食大麻与患上精神疾病的关系也是如此。"无论是出于何种原因，你都不可能设计一个临床试验，然后随机指派一组青少年去吸食大麻，再把另一群青少年安排到不吸食大麻的一组，"苏兹·盖

---

* 哈希大麻的存在可以用来证明一点，大自然母亲为我们考虑得很周到，我们真的应该善待她，请停止向海洋倾倒塑料制品吧。

奇（Suzi Gage）博士解释道，她是获奖广播作品《毒品之问》
（*Say Why to Drugs*）的主持人，"这意味着你必须采取观察的
方式来研究大麻与精神病的关系，你要观察人们的选择。但是，
那些选择吸食大麻的人又在其他方面各不相同，这些差异都可
能增加他们患精神病的风险。"同时，她也指出，这项研究并
没有测试大麻样本，相关信息只是通过询问人们的过往经历获
得的，但人们的回忆也未必准确。鉴于此，苏兹·盖奇写道：
"一品脱*的啤酒和一品脱的伏特加会对你的健康造成不同的影
响，同样的道理也适用于臭鼬大麻和哈希大麻。"[22]

　　这一切都促使我去思考，是否无须任何生物学倾向，仅仅
是环境因素就足以让一些人患上所谓的精神分裂症？这些环境
因素包括我们的童年、我们的住所、我们的钱财，以及我们服
过的药物。

　　这是我向罗宾·默里教授抛出的问题，他的回答相当谨
慎，但是并未排除这种可能性。

　　默里教授说，他有一些患者在南伦敦兰贝斯长大，那样
的生活环境也许是他们患上精神病的根源。"'你'可能在单
亲家庭中长大，"他补充道，"学校环境、居住环境都很糟糕，
'你'没受过什么教育，很早就辍学了，或者没有工作。如果
'你'是个黑人，警察总会找'你'麻烦。我不知道如果一个
人完全没有基因易感性，是否仍会掉入精神病的陷阱。但我想

---

* 1 品脱≈0.57 升。

我们应该可以在 5 年以后得到答案。"

这真的是鼓舞人心的回答,但是在和很多健康领域的科学家交流过后,我可能会说,"5 年"好像是面对类似提问时人们所给出的时间的标准单位。5 年之后,我们就会变得无所不知了。另外,我们还要考虑到当一项新的科学发现面世之后,卫生从业人员需要将这项发现付之于实践的平均时间,这一过程有据可查,被称为"17 年滞后期"。

由此我们可以得出合乎逻辑的结论:22 年之后,我们将可以理解和治愈人类的一切疾病。

我们应该相信吗?

一些生物学材料

值得庆幸的是,大多数童年时遭受过虐待的人,最终没有患上严重的精神障碍。同样地,那些曾受欺负的、被抛弃的、在贫困环境中成长的或者每天都抽大麻的人也不会个个都精神失常。

而那些精神状态出现问题的人也不可能都患上同一种精神障碍,或者患上同等严重的精神障碍。如果将"创伤"的概念尽可能拓展,那么每个人都可能经历过某种形式的创伤。如果我们将创伤和环境压力视为使每一个个体患上精神疾病的唯一影响致因,这一结论绝对是极度荒谬的。

更有可能的是,环境和基因的相互影响在精神疾病形成的过程中起了重要的作用。在和克莱尔交流之后,我又和精神病遗传学教授詹姆斯·沃尔特斯（James Walters）见了一面。和他见面并不需要大费周章，全英国最大的精神病遗传学研究机构——英国医学研究理事会（MRC）神经精神病遗传学与基因组研究中心就坐落于加的夫。

沃尔特斯教授在加的夫出生长大。他告诉我，他的奶奶是惠特彻奇医院（需要插一句的是，据克莱尔讲，这是一家相较而言还不错的医院）的厨师，乔就曾经在这家医院接受治疗。在沃尔特斯教授小时候，他每周日就被带去医院接他的奶奶回家。这已经成了多年来的习惯。他记得同医院的患者和医护人员一起玩耍。他非常喜欢那个地方，自记事起，就想做个精神科医生了。

和前文提及的很多专家一样，沃尔特斯教授也不赞成将精神分裂症视作一个独立的病理现象，他对精神病学诊断的分类体系不感兴趣，特别是进行的相关基因学研究。他向我介绍了"维度方法"的概念：这种方法不是将所谓的症状根据其存在与否放在一起（例如情绪低落与偏执的想法），然后把它们放在标有"双相障碍"或者"精神分裂症"这种主观设定的盒子里，而是将注意力放在患者所体验到的症状的强度上，这种强度以连续变量测量，并且不急于将这些症状贴上标签。因此，我问他是否同意当下十分盛行的理论，即我们所说的精神分裂症只不过是精神病谱系的一个末端而已。

"没有那么简单，"沃尔特斯教授说道，"精神病本身并不包含我们谈到的一切。事实上，精神病应该再加上其他一些特征。在这些特征中，认知障碍以及阴性症状*最容易让人丧失社会功能。"

我们对乔的了解是正确的，他经历了全面而彻底的认知衰退。克莱尔曾经告诉我，乔有一天忘记了怎么写字母 R，她那时感到非常恐惧与崩溃。

世纪之交，人类基因组——全套人类 DNA 被绘制成图谱后，一些基因科学家萌生了一些愿望，即如同亨廷顿舞蹈症这类基因遗传性疾病一样，"精神分裂症"可能也存在一个缺陷基因。顺便一提，在亨廷顿舞蹈症诸多令人痛苦的症状中，精神病性症状也是其中之一。

这并非一个不合理的愿望。患者是否拥有患"精神分裂症"的直系亲属，是罹患所谓的精神分裂症最可靠的预测指标。它具有家族遗传属性。如果你的生父或生母被诊断为"精神分裂症"，那么你被诊断为同一疾病的概率就会大大升高——概率高达约 13%。然而，大多数患有所谓精神分裂症的人并没有患病的父母或者亲属，这就意味着，它并没有如亨廷顿舞蹈症这种相对简单的基因疾病一样的遗传模式。即便是同卵双生子，也只呈现出稍高于 50% 的同病率，这表明即使拥有与"精神分裂症"患者完全相同的基因，也不意味着一定会患上与之相同的疾病。

---

* 你们应该记得，"阴性症状"包含了社交退缩和即使完成令人愉快的任务也缺乏动机的症状。

我们现在知道没有单一的"精神分裂症基因",但是基因仍旧重要。一些近期的国际研究将研究对象锁定在数万名"精神分裂症"患者身上,对他们进行基因检测,发现百余条的基因变异(或常见突变)遍布于与该病相关的基因组。也就是说,确诊患者出现这些基因变异的概率明显比没有患病的人群更高。在这些研究中,全基因组关联研究(Genome Wide Association Studies)也许是最大型、最具突破性的一项,它发表于 2014 年的《自然》杂志。[23] 研究由来自 35 个国家的超过 300 名科学家共同进行,它比较了实验组中将近 3.7 万名"精神分裂症"患者和控制组中超过 11.3 万人的健康人群的全基因组常见基因变异。* 这些研究无法准确指出能够增加个体罹患"精神分裂症"风险的特定基因,但是确定了相关基因组区域。

其中一些被确定的基因组区域进一步证明了已存在的生物学理论。例如一个长期存在的生物学理论(我们会在后文加以阐释)指出,精神病性症状与大脑中过度活跃的多巴胺信号相关。全基因组关联研究涉及的基因组区域,确实含有产生与精神病有关的多巴胺受体的基因。

过去的十余年,人们逐渐达成清晰的共识,增强我们对精

---

* 如同所有研究一样,基因研究不是没有局限性的,它经常会将某项研究成果宣布为关键性的突破,而后发现成果本身并非如前所宣传的那样具有重大意义。但是,基因研究真正值得推崇的地方在于,它并不受小样本数据的困扰,从这方面来说,它得出的结论可以说比精神卫生的许多其他研究领域更为可靠。

神分裂症易感性的许多基因同时与所有其他精神障碍疾病有关
联。其中最主要的是"双相障碍"。一项瑞典人口调研对 200 万
个家庭进行了调查，发现"精神分裂症"和"双相障碍"之
间存在大量的基因关联的证据，同时证明了"精神分裂症"患
者的子女罹患"精神分裂症"或者"双相障碍"的风险比一
般人更高。[24] 这项以家庭为基础的研究结论最近得到了分子基
因领域研究的支持，它证实了"精神分裂症"与"双相障碍"
两种疾病的特定基因风险变异大量重合。[25] 因此，上述研究再
次强调把所谓重大精神障碍疾病视作独立的精神疾病的观点是
错误的。

　　沃尔特斯教授认为，在遗传学领域中最有意思和最有成
效的工作是关于拷贝数变异的研究。我们每个人都有一个包
含大约 2 万个基因的图谱，通常来说，这些基因在一个人的
基因组中会存在 2 个拷贝。现在我们知道情况其实不是这样，
以前认为只存在 2 个拷贝的基因，现在被发现存在 1 个、3 个
或者更多拷贝。这一点可以在发生率为 1/4000 的 22q11 微缺
失综合征（22q11 deletion syndrome）患者身上观察到。患有
此综合征的人细胞中第 22 对染色体的部分拷贝缺失，其中包
含 30~60 个基因。这一缺失与精神分裂症的诊断具有强相关
性。"这些人罹患精神病的风险非常高，"沃尔特斯教授解释说，
"1/3 的 22q11 微缺失综合征的患者会得精神病，1/4 的患者会得
精神分裂症。"这项研究具有临床意义。如果我们从基因检测中
可以知道一个人患病的风险较高，那么至少在理论上，可以适

时采取一些保护措施。很有意思的是，那些患有 22q11 微重复综合征的人（他们自身携带这些基因的额外拷贝）可以防止"精神分裂症"的发生。当然，这也不是没有代价的，他们更可能患智力障碍和自闭症。[26]

当然，患有 22q11 微缺失综合征的人群中的"精神分裂症"的患病率很高，但这并不意味着所谓的精神分裂症患者中有很高比例的 22q11 微缺失综合征患者。

"22q11 微缺失综合征患者只占精神分裂症患者总人数的 0.3%，"沃尔特斯教授解释道，"这些罕见的发生拷贝数变异的人加在一起大约也只占所有患者的 3%。尽管有力的证据显示一些拷贝数变异增加了患者患精神分裂症的风险，但它们也会增加患者患注意缺陷多动障碍、自闭症、智力障碍以及癫痫的风险。而有一些携带这些罕见基因变异的人看起来却没有这些问题。一个人是否患这些疾病一部分源于常见的基因遗传，一部分则取决于环境因素。我们不能将基因视为这种复杂情况的决定性因素，它仅仅是一个风险因子或保护因子，是形成疾病的所有病因中的一种解释。"

在我们的对话结束之前，詹姆斯·沃尔特斯给我看了一段录像，这段录像让我感动落泪（我很快拭去了泪水，因为它有损我的硬汉形象）。这是一段为患有威廉斯氏综合征的儿童举办夏令营的新闻剪辑。患有威廉斯氏综合征的儿童在第七对染色体上缺失约 25 个基因，导致他们对任何遇到的人都抱有难以想象的友善，也对他人保持着极度的好奇心和同情心。他们表现出异常丰富的情感参与和语言表达。这都是基因缺失的结果，但是，同一区域的基因额外复制却与自闭症和语言发育迟缓相关。沃尔特斯教授让我看这段录像的目的，一来是展示相应的基因变异的威力，帮助我们了解与之相关的特性；二来是，沃尔特斯教授解释道："它表明我们还是需要谨慎对待一些说法，比如，基因变异只存在有害性。"

这并不是说威廉斯氏综合征不会对人有不利的影响，它仍是一种学习障碍综合征。而且在看到录像之后，我马上想到，这种对人盲目信任和友善的个性会使这些孩子极易遭受虐待和攻击。当然这其实是社会的问题，而不是他们的问题。[27]

二战后期，在德军占领下的荷兰，食物供给严重短缺。根据当时的记述显示，许多荷兰人仅靠相当有限的面包和土豆配给果腹，抱着用私人财物交换一些食物的期望，被迫每天步行数十千米。有些人为了生存不得不吃掉自己的宠物。这一段时期被称为"冬日饥荒"（Hunger Winter），有 2 万人因饥饿而死。

据此后观察，那些在"冬日饥荒"时期被孕育而生的人，长大后患所谓的精神分裂症的概率异常高。同样的情形也出现在三年困难时期。[28] 这就是精神分裂症的神经发育假说的大致背景，该假说认为，在饥荒的情况下，母亲营养不良可能影响其子宫中的胎儿的大脑发育。另外，在成年后被确诊为精神分裂症的人中，相当多的人都曾在胎儿期或者幼年期经历过某种形式的大脑损伤。[29]

　　母亲在孕期的疾病（包括感冒，感染各种病毒、细菌）及诸如妊娠毒血症等并发症，早产、新生儿低出生体重及新生儿缺氧都会增加孩子在成长过程中患上精神分裂症的风险。一些特定的基因也会对健全的神经机能造成重要的影响，这些会被影响到的机能包括正在发育的婴儿大脑中新生神经细胞的迁移，以及突触的形成。

　　这些神经发育理论或许具有额外的影响力，当回顾那些被确诊为精神分裂症的人们的个人生活史，我们经常会（尽管并非总是如此）发现他们在儿童期存在发育迟缓的迹象，诸如到达各个学习里程碑的时间要落后于同龄人，或者不能与他人有很好的社交互动。类似地，那些在将来会患上"精神分裂症"的孩子，相比同龄人而言，智商也会提前几年略微下降，这些都说明他们的大脑无法以有效的方式最大限度地发育。

　　我们在这里假设，源起于生命初期的细微的大脑异常通过大脑正常发育过程中的相互作用引发了所谓的精神分裂症的症状。这或许会在"突触修剪"时发生，"突触修剪"指的是在我们的青春期，大脑会清除过多的在婴儿时期形成的没用的突触连接。不健康的大脑可能在修剪的过程中过于兴奋，从而导致一系列被我们称为精神分裂症的奇怪的想法、感受和行为。这也可以解释为什么这些症状鲜少在青春期之前出现。[30]

　　尽管这些理论在数十年来得到了不少的支持，但这并不意味着它没有批评者。

　　"一颗不会对环境作出反应的大脑有什么用？"约翰·里

德问道。他是我们前文提到的一位临床心理学教授。

约翰·里德坚信，那些被捕捉到的和"精神分裂症"相关的脑部异常，与一个人幼年所遭受的创伤和虐待对发育中的大脑所造成的影响是相同的。因此，他提出了"创伤性神经发育模型"，认为在所谓的精神分裂症中呈现的任何脑部异常未必是引发"精神分裂症"的原因，也一定不是脑部疾病的证据。[31]

好像，我们遇到了先有鸡还是先有蛋的问题。

我们很难一时间接受这么多的观点吧？

我想说，当开始写这本书的时候，我完全不知道自己会在第 172 页写下"创伤性神经发育模型"这几个字，不知道这对你们算不算一种安慰。我们不能预知事情的走向，对吧？我会这样写，我也相当惊讶。

如果你已经晕头转向，我向你保证你不是唯一一位。还有，并不是每个在精神卫生领域内工作的人都对寻找病因那么感兴趣，也许这么说会让你觉得安心一些。

让我们换一种角度思考问题。

不同的思考方式

"我觉得寻找病因就是把精神病学引入歧途。"乔安娜·蒙克里夫（Joanna Moncrieff）博士说道。

从她成为一名医学院的学生开始，蒙克里夫就总是觉得精神病学的主流观点存在问题。她记得自己第一次在精神科病房的实习经历，在那个时候，她就能清晰地感觉到那里的患者与其说正在接受治疗，不如说在被控制和约束。

20世纪80年代晚期，蒙克里夫读了精神病学家托马斯·萨斯（Thomas Szasz）的著作，通过作品了解到他对"精神疾病"的传统观念持反对意见。蒙克里夫知道在学术界存在着不同的思考方式，但是她那时候别无选择，只能低下头，默不作声地继续努力通过她的各项考试。今天，她是一位精神科顾问医生，同时也是批判精神医学网络（Critical Psychiatry Network）的创建成员，该网络试图对医学化视角下的精神痛苦提出质疑。

"我觉得我们应该把精神分裂症视为一种性格或者人格，"她告诉我，"我们可以像对待其他人格特质一样对待精神分裂症，比如有的人烦躁易怒，而有的人非常没有耐心。所有这些人格特质都既包含生物学因素，又会受到生活事件的影响。但是我们永远不能说这方面的行为是由哪个原因造成的。对于精神分裂症也是一样。归根结底，它只是人类又一种神秘的生存方式而已。"[32]

我喜欢这样的观点，这让我想起和心理学家露西·约翰斯通博士的对话。我们曾经讨论过，被诊断为精神分裂症的人是非常敏感的，他们注重人际关系的氛围，以及对事物有着更为深刻的感受。在她看来，遗传学家经常犯的错误就是把人们的这些表现理解为对于疾病的生物易感性，而不是把它们视为气质因素，它可以在恰当的环境下成为一种优势。例如，我们或

许会希望精神卫生工作者是一些非常敏感的人，但是我们不会
说他们需要具备"可以培训成为精神科护士的基因易感性"。
从这个角度来看，我们如何理解像"敏感"这样的特质取决于
这种特质能发挥什么样的作用，并且这更多地是对一个人所处
环境的反应，而并不是要表明这种特质有着根本性的缺陷、错
误或者缺失。

　　乔安娜·蒙克里夫对精神疾病病因的科学研究抱持怀疑的
态度的其中一项原因在于，到目前为止，所有关于病因的研究
都没有为临床效果带来实质性的改变。从美国国家精神卫生研
究院院长职务卸任之后，托马斯·因塞尔不得不承认：

　　　　在国家精神卫生研究院任职的这13年，我全力支持
　　和推动精神障碍的神经科学及遗传学研究项目。但是当我
　　回顾这些研究成果时，我意识到尽管在这个领域内，不少
　　优秀的科学家确实发表了很多不错的论文，以此看来，我
　　尚且算是成功的。当然其成本也不容小觑——约200亿美
　　金。但是，我们的研究成果并没有在减少自杀率、住院人
　　数，提高数以万计的精神疾病患者的康复率方面带来多少
　　实质性的改善。[33]

　　"我认为我们应该停止追究所谓的病因，多腾出些时间问
问自己，该如何与这些问题共存？"蒙克里夫说道，"我们如
何让人们尽可能地拥有充实满意的生活？我们又如何找出阻碍

人们发挥其正常社会功能的因素？是否存在一些建构社会的方式，可以帮助他们获得相对轻松自在的生活？"

这都是一些值得思考的问题，因为我们的社会并没有在这些方面做得有多好。

而现在，我们经常面对整个社会都对这些问题避而不谈的局面。

移动的神像

1985 年夏天，在爱尔兰科克郡的一个叫作巴林斯皮托的小村庄，两个十几岁的女孩儿报告，当地一座位于路边洞穴的圣母玛利亚雕像曾经自己移动过，而这洞穴在一个大约 20 英尺（约 6.1 米）高的陡峭岩山上。消息不胫而走，引来多家媒体，数以万计的人涌向这座本来宁静的小村庄。一些人的到访只是出于好奇心，而更多的人则会久久地凝视着圣母像，默默地祈祷。在圣母像被首次目睹自己移动的数月之后，总计超过 10 万民众踏上这条朝圣之路。

与此同时，全国上下接二连三地出现了圣母像移动的报告，还有别的一些不能被解释的神奇事件，这些事件在大约 30 个不同的天主教宗教场所陆续发生。

其中一件事发生于拉斯丹根，这是一个在威克洛山脉丘陵地带的交叉路口建立起来的小山村。山村旅店位于交叉路口的一个角落，而小商店和邮局在另一角落。1985 年 9 月 20 日，在当地报纸的文章中，这里被描述为一个一夜之间被改变的偏僻之处。村庄的政务办公楼立着一尊拉斯丹根圣母像，有五六百人在附近聚集。圣母像立在一座石基之上，身着一件蓝色披肩，面容慈祥地俯瞰着一众赶来看她的人们。新闻记者托尼·墨菲报道："我听到一个带着西威克洛口音的年轻人跟他的同伴说：'看呐，圣母像一直在动，她的手不停地上下摆动。她整晚都在动。'但他的同伴似乎并不太认同。"

之后，如同发生时一样，这件事猝不及防地结束了。来看圣母像的人越来越少，直到完全没有。媒体也失去了继续追踪的兴趣。天主教堂对此事依然保持着审慎的中立态度，心理学家和社会学家开始解析整个过程，解读该事件的各派理论此起彼伏。在爱尔兰，这件事也以"移动圣母像之年"而闻名。

次年夏天，在一个探亲假日，凯特的母亲带着 10 岁的凯特，以及凯特的哥哥、弟弟和妹妹去看了拉斯丹根圣母像。

平心而论，凯特对这次旅行几乎毫无印象："那就是尊圣母像，我觉得这就是一场无趣的家庭旅行而已。"

凯特和我约在了一间时髦的咖啡馆见面，咖啡馆的菜单上列出了很多用牛油果制作的菜肴。我们之所以选在这里见面，是因为这间咖啡馆离凯特在都柏林郊区的住所不远。事实上，我在咖啡馆开门前就到了。我站在咖啡馆外面等待，看见凯特沿着人行道，甩着手臂大步流星地向我走来。她身材娇小，外表比她 41 岁的实际年龄要年轻很多，看起来朝气蓬勃。当我们终于坐下来，她紧紧地抱住自己的双臂。在我们交谈的大部分时间里，她都保持着这个姿势，我有时候觉得她是在用这种方式让自己安下心来。"我从不回忆，"她说道，"我从来不为了什么事儿而回忆过去。我不想这么做。"我从她的声音里不仅感受到冷漠，还体会到怨恨。她语速很快，讲话有浓重的爱尔兰口音，但她自己形容"各占一半"。因为幼年在伦敦生活过，所以她觉得自己应该也带些伦敦腔。口音确实曾让孩提时的凯特经常感到自己是一个外来者，当然，口音只是形成她此种感受的原因之一。

当我还是一名精神科护士的时候，我非常明确我与患者的关系、与患者家属的关系——我是治疗团队的成员，我希望在治疗的过程中他们可以感受到我的友善、鼓励和支持。然而，当我因为写这本书而需要面对故事讲述者的时候，我的角色定位却变得相对模糊。我提到这一点，是因为在凯特讲述自己故事的过程中，泪水曾涌上她的眼眶，她有时会觉得很难再把故事讲述下去。每当这个时候，我却变得出奇地麻木。陌生人的痛苦很难说得清楚，对吧？我们会选择性地忽视它。

我们主动选择自己想看到的东西，比如移动的圣母像。至于隔壁邻居家的日子，应该没出什么问题，我们就不用操心了吧。

成人的世界

凯特的母亲布丽吉德出生和成长于爱尔兰威克洛郡的布莱辛顿，那是一个美丽的地方，但是也无聊。布丽吉德的想象力与野心早已超越了小城生活，她精力极其充沛，积极主动又非常富有同情心。

20世纪60年代中期，在20岁出头的年纪，单身的布丽吉德收拾行囊，搬到伦敦从事护理工作。

事实上，她成了一名精神科护士。

凯特对母亲那段生活的了解，大致源于她保存的日记和手账。对凯特而言，阅读这些东西，她可以在脑海中拼凑出一个生气勃勃的年轻女孩儿，她过着快乐正常的生活，有朋友，有爱好，以及有着一位实习护士关心的一切问题。她喜欢打网球，喜欢研究发型、穿搭，以及喜欢琢磨和谁到哪去消磨整个周末。

文字记录中的这个人和凯特所认识的母亲判若两人。

"我很喜欢阅读这些东西。"我说。

"我们把所有东西都处理掉了，"凯特解释道，"我真希望当初要是留下那些记录就好了。"布丽吉德在接受护理培训的时候，遇到了凯特的父亲，他也是一位精神科护士。凯特的父亲是来自西印度群岛的移民。他们一拿到护士执业资格就结了婚，然后租了一间位于伦敦萨顿区的政府公产房。

凯特是他们的第二个孩子，比她那个被宠坏了的哥哥小两岁。"我觉得我妈妈不大喜欢我，"凯特说这话时，带着一种突然让人放下戒备的诚恳，"我不是她想象中的女儿的样子。"凯特此时吐露了很多心声，同时也有很多她并不愿意在此提起的事。在某种程度上，她认为母亲将她视为争夺父亲注意力的竞争对手。

这是布丽吉德性格中的另一面，在善良之外，她偶尔会爆发令人猝不及防的嫉妒。凯特对幼年时最早的记忆可以追溯到她4岁的时候，有一次母亲从学校接她回家，凯特很兴奋地说起自己喜欢的一个老师。如今她已经记不起所有的细节，但她仍记得，也永远不会忘记，一片阴影掠过母亲的脸颊。"如果你这么喜欢那个老师，"母亲冷冰冰地说道，"那你和她去过好了。"

凯特5岁时，妹妹出生了，三年后她的弟弟又加入了这个家庭。当弟弟仍被布丽吉德抱在怀里的时候，他们一家去了拉斯丹根旅行，在那次家庭旅行中，布丽吉德坚持要在圣母玛利亚雕像前拍一张一家人簇拥着她的照片。

对布丽吉德而言，那一个假期她过得相当不高兴。他们去爱尔兰拜访了她的姐妹们和外甥们，这一次拜访让布丽吉德确信，她16岁的外甥女与自己的丈夫调情。在凯特看来，她母亲的想法毫无根据。然而，在他们全家站在神像前的那一刻，所有积聚在布丽吉德心头的不快被一扫而空。她的孩子在一旁打闹、感到无聊，布丽吉德则心怀敬畏。她那天照了几十张相片，用掉了一整卷胶卷。

凯特悄悄骂了一句，然后摇了摇头。

"我妈妈觉得那里很特别，"凯特告诉我，"我记得她非常兴奋，还眼泪汪汪的，她觉得真的发生了什么事。"

我很容易想象这个故事的一个版本，作为一位有执业资格的精神科护士，凯特的父亲应该会留意到这些早期的预警信号，然后为自己的妻子寻求适当的帮助。特别是回到伦敦之后，当布丽吉德把相片冲洗出来，然后整日沉迷其中的时候，他也许该马上意识到妻子不对劲的地方。

尽管一开始这并不像一种沉迷——这张圣母像照片只是被放在了相框里，然后挂在了紧靠厨房窗户的墙上。

凯特和她的兄弟姐妹都注意到了母亲的反常，布丽吉德花了太多时间去欣赏这张照片。当她在厨房里做饭或者忙碌时，她都会谈论这张照片。她谈论圣母玛利亚是如何望着她，如何真正地关注她。她还观察到光线掠过圣母像脸庞的方式，圣母像微笑的方式，它们一定预示着什么。

看得越久，布丽吉德能看到的就越多。

"妈妈，下午茶吃点什么？"凯特此时已经 10 岁了。母亲也许是对的，圣母像也许在做什么奇特的事情。世界是否本就充满了魔力？尽管凯特自己不太相信。

过了几个月，布丽吉德已经不再只有一张照片，她又多冲洗了几张副本。布丽吉德无时无刻不带着它们，她总是把一张照片夹在一本随身携带的书里。她在卧室放了更多的照片。照相机的闪光灯曾在其中一张照片上留下了印记，而布丽吉德则把它视作圣母像照向自己的光，因此她就是被圣母选中的人。

布丽吉德在她丈夫的面前挥舞着照片，她嚷着："看呐，你看见了，你觉得这都是我想象出来的吗？好吧，你看看，看看这些照片，这就是证据。"

他一定意识到她不对劲儿了。只是他没有倾听，而是吼了回去。不是因为照片，而是因为布丽吉德的指责。

现在，布丽吉德越来越相信她的丈夫有外遇了，也许他真的有外遇，只是她可能不知道罢了。她的丈夫说她多疑。

凯特11岁了，是一个在学校认真学习的聪明女孩儿。听见这些争吵后，她才意识到自己以前从未想过她的父母其实是截然不同的两种人，从未想过他们拥有不同的成长经历、期望和抱负。但他们是两个独立的人，还厌恶着彼此。凯特惊讶于自己的泪水，还被玻璃突然破碎发出的巨大声响吓了一跳。

盛怒之下，凯特的父亲朝她的母亲扔了一只玻璃杯。虽然布丽吉德躲开了，但撞在墙上的杯子被摔得粉碎。现在，布丽吉德坚信她的丈夫要杀了自己。

之后的日子里，布丽吉德把厨房的刀具藏了起来。她把大部分刀具藏进了阁楼，只留着很少的几把带在身边，留作烹调之用。

晚上，她会悄悄走进凯特和她妹妹的卧室，锁上门，然后在两张床之间给自己打个地铺。"我不能相信他，"她小声说道，"我们不能相信你们的爸爸。"

　　不信任是会传染的。孩子们也开始讨厌他们的父亲，回避他，害怕他。然而我仍然设想着这个故事的另一个版本，他们的父亲最终还是选择去寻求帮助。这可能是我的职业自豪感在作祟。有些事显然异常，只要他意识到，他就可以做点什么，我想他一定已经意识到了。

　　"也许他并不懂得这些，或者他并不想这么做。"凯特告诉我。

　　她并不想知道她的父亲当初是怎么想的，只单纯地认为他在整个过程中是"缺席"的状态。

　　有一天，他真的走了。

　　之后发生的所有事都没有被成人世界中的任何人关注过。

每个人都有归处

　　迁移假说是社会流行病学提及的一个术语。它指长期患有精神疾病的人们的社会阶层的向下迁移，这一理论可以用来解释为什么患有精神疾病的人群会显著聚集在较低的社会阶层之中。但该理论只说明了一部分问题。我们之前讨论过的社会因果理论则持有与之相反的主张。社会因果理论认为，生活在经济困难条件下的人们经受着更多的困境和压力源，这很可能成为人们患上精神疾病的根源，同时也使他们的总体经济状况更糟。

　　无论哪种理论，都指向一个不争的事实，所谓的精神疾病与贫穷及不平等一直如影随形，密不可分。

　　布丽吉德给来自萨顿区政府委员会的男人打开了大门。那人的语气严肃而坚决。"你没交房租，"他直截了当地说，"我们得把这房子收回去了，你不能再住在这儿了。"

　　凯特站在走廊里，躲在母亲的身后。她仍旧能在脑海中描绘出那个男人的形貌，他的暗色胡须修剪得很整齐，他的套装和大衣满是褶皱。

　　布丽吉德想反驳，但是被打断了。这件事没有商量的余地，男人说："你可以打包一箱自己的衣服，然后给你的孩子每人打包一箱。你们今天就得离开。"

　　凯特记得突如其来的慌乱和困惑，也记得她把辛迪娃娃塞进了行李箱。他们从来没有经历过无家可归，凯特从来没有想过人们最后会没有去处。她知道她已经不能再装其他东西了，但是她也知道他们会去别的地方。"因为总有个地方会接纳我们。"凯特是这么觉得的。

　　一开始，他们确实有个落脚的地方。他们一家五口被"暂时安置"在几千米外的一套一居室的政府出租公寓里，那里没有任何户外活动的空间。孩子们被迫转学到位于贫民区的一所新学校。这是一段令人恐惧的时光。"显然，我妈妈的状态很差，"凯特轻轻地说，"但是显然没有人注意到这一点。我不知道如果有人意识到她的不对劲儿，一切会不会变得不一样，但是没人注意到。然后这些事情就发生了。"他们在一居室公寓里待了一整年，这一年中充斥着兄弟姐妹间的争吵和邻居充满恶意的挑衅，还有随时可能会变得更糟的烦心事。然后，布

丽吉德的住房救济金出了一系列行政管理上的问题，紧接着又
有人找上了门。

　　这一次他们彻底被赶上了大街。

　　"我们一定收到过警告。"凯特承认。她知道如果没有诸
如信件、电话、拜访等一系列官方流程，他们一家人不可能在
毫无准备的情况下流离失所。凯特解释道，问题在于她的母亲
已经不能应付这些了。布丽吉德无法提早做打算，也不能为今
后的每一天做计划。生活对她而言就是单纯地过日子。

　　布丽吉德在组织管理能力和意志力上逐步退化其实是她
渐渐被"精神分裂症"控制的过程。然而她的孩子们对此却
一无所知。所以别再事后诸葛亮了，还是让我们紧随一位被挤
在出租车后排的 13 岁女孩儿的视角，来看看他们的遭遇。彼
时，出租车里的他们被大大小小的塑料手提袋填满，里面装的
是仓促收拾起的衣物。凯特的弟弟既疲惫又生气，在凯特的大
腿上爬来爬去。凯特的妹妹坐在后排中间位置擦着眼泪。她的
哥哥则把下巴抵在车窗上，一脸挑衅地盯着窗外的夜色，正生
着气。他已经好久没去过学校了，而他们的母亲对此置若罔闻。
他还经常和凯特打架，而且往往拳脚相加。

　　布丽吉德坐在车前排，她用一种优雅又有点做作的声音向
司机做着解释。她说她搞不懂到底发生了什么，但是她有钱，
只是到账会迟一点，如果司机能够帮忙把他们拉到一家旅馆，
她一定能在明天早上解决所有问题。

然而，这已经是把他们赶出来的第三家旅馆了，因为布丽吉德没有支付押金的信用卡。

司机通过后视镜看了一眼凯特和她的兄弟姐妹，关掉了计价器。凯特对此心怀感激。那一晚，司机载着他们在南伦敦绕了好几个小时。

他们最终在基督教青年会找到了一间宿舍，在那住了两个星期。凯特不记得母亲是如何下定决心搬去爱尔兰的亲戚身边的，但是她记得一家人乘着通宵轮渡，到达了阿克洛———一个位于爱尔兰东海岸的小型卫星城，凯特母亲的一些亲戚生活在那里。他们最终抵达一间非常小的两居室排屋，里面寒冷黑暗，热水管道坏了，屋顶上有个洞，天花板漆黑发霉，地毯也是潮湿的。凯特把一个水桶放在了床边，下雨的时候，硕大的雨点就会砸进水桶。

每个人都有归处，而他们则来到这里。

外来者

"从伦敦来的没有爸爸的那家人到底是谁啊？""你知道吗，有人看见那家的妈妈走在路上会自言自语，还莫名其妙地一直在笑。""还有呢，她在邮局的时候跟所有人讲自己是被圣母玛利亚选中的人，你相信吗？""你知道他们一家住的地方吧？五个人哎！你相信吗？""他们睡在哪儿呢？可怜的孩子们。""哦，但是你插不上手吧？""当然，这是他们的家事。""他们看上去长得也挺怪的吧？""确实有些怪，但我就说说而已。""你说这是不是从他们爸爸那边遗传的？"

阿克洛是一座居民彼此都认识的小镇。凯特和她的妹妹在新学校立刻被打上了外来者的标签。他们被称为亚当斯一家。凯特承认他们很醒目，部分原因是他们长得和这里的人都不一样。当回忆到这里的时候，她有些不自在地摸了摸自己的头发和脸。"我们就是长得又小又可怜，"她说道，"我们看起来年龄小，个子也小，样貌还奇奇怪怪的，或者应该有些反社会的样子吧。"

邻居家的孩子们用石头打碎了凯特家前窗玻璃三次。

凯特意识到自己的格格不入，于是她和兄弟姐妹选择躲进自家的大门内，旁观母亲深陷自己所臆想的世界之中。

在刚到阿克洛的几个星期里，布丽吉德经常和亲戚们发生争吵，指责她的亲戚们都在算计和陷害她。起初布丽吉德的叔叔、阿姨和表兄弟姐妹们本能够帮她一把，现在他们都选择离她而去。也许他们觉得尴尬或丢脸，所以难以承认布丽吉德一家的处境。或者，凯特认为他们自己就有太多的事情要处理，无暇施予援手。

布丽吉德开始画地图。她有一本很旧的地图集，每天都要坐在摊开的地图前，在图页上画画，并且标注了数百个让人看不懂的记号，一坐就是几个小时。她一直听到一个声音，也一直对她所听到的声音低声回应。

"妈妈，你在和谁说话？"

"不关你的事儿，不关你的事儿！让我好好工作。"

这是工作，非常重要的工作。

布丽吉德凭着手里的地图册，以及脑子里的声音，做着修复战区的重要工作。她在阻止全球性冲突的爆发，还不时对报纸上的事件发表评论。"这是我做的。看，我的工作奏效了！"

我们可能很容易，甚至乐于将一个人的精神病性症状和这些症状所富有意义的动机区分开来。精神失常就是精神失常，最好不要冒险将其和我们复杂的人性问题混为一谈。但就是这个女人，每次和流浪汉擦身而过都会给予帮助。她常常照顾流浪动物——给狐狸和它的幼崽留下食物，甚至为了不让受伤的鸽子挨饿而把它带回家中照料。而现在，她正在不知疲倦地为了让世界变得更好而努力工作。这是她的使命，是她每天早上从床上爬起来的动力。凯特回忆，她的母亲总是被自己听到的声音搞得担惊受怕，但是她也被这份使命感，以及开心和激动的情绪填满。毋庸置疑，如果不考虑她的行为，布丽吉德的动机绝对是高尚的。

但是另一方面，布丽吉德沉迷于自己的重要使命，根本无暇顾及四个孩子生活中的迫切需求。用凯特的话来说："我们当时生活得异常艰难。但我们的妈妈总能在她特有的所见所闻中找到安慰。"

长久以来，至少对她的孩子而言，布丽吉德的奇怪行为所带来的挫折，在更为窘迫的生计面前不得不退居其次了。他们非常贫困，就像很多靠着救济金艰难度日的人一样，他们也陷入了花掉那些钱只会让他们更加贫困的恶性循环。布丽吉德用缴纳电费的钱购买食物，于是只能拖欠电费。她卖掉了她的结婚戒指，卖掉了她能卖的一切。她总是在本地小店买一些标价很高，品质却不怎么样的食物，只是因为那里可以让她赊账。家里经常停止供暖、断电，也曾断过一次水。

　　我们在这里只用了几个段落来描述他们日复一日的生活，但是真正去过这种日复一日的生活却是另外一回事了。这种贫困给我留下的印象是（凯特突然用不容打断的急促语速来讲述）一种麻木而痛苦的单调日子：每个星期二都像星期五，每个六月都像九月。生活是无时无刻不为家里的食物能维持多久而担忧，是时时刻刻惦记着缴付各种生活账单的最后期限，是每时每刻都担心着房租是不是已经按时支付。生活是电视和争吵，是寝不安席，是辗转反侧，是忧心忡忡。除此之外，再没有别的什么了。生活没有起伏变化，没有家庭聚会，没有假日。生日到了又过了。他们一直都痛苦着、抑郁着、困顿着。

　　每一学年末，布丽吉德都会卖掉孩子们的教科书，然后想方设法攒够钱再买回来。凯特经常要休学一段时间，这样做是为了避免因缺少正确的教材或者其他课堂用品而招致的麻烦，有些东西他们无论如何也买不起。更令人不安的是，凯特的弟弟因为他们的妈妈无法支付他的学费，而不得不留在家里，因此他比别人迟了两年上学。直到地方当局出面，威胁布丽吉德，甚至要起诉她，凯特的弟弟才去上学，在我看来，这反倒是帮了布丽吉德一家。

"人们让你自己解决问题，"凯特说，"他们假定如果你有困难，总有人会出面帮你解决。这和你在大街上看到自言自语的人一样，你假定他们没问题。是的，他们很奇怪。你可能不想和他们做朋友，或者不想了解他们，或者不想和他们聊聊天气。你可能不想站在他们旁边。但是你不会想：'那个人在自言自语，这有问题，我应该为他做点什么。'但是如果你对每个有如此表现的人都这么热心的话，那也挺可怕的。"

"可怕吗？"我问。

凯特摇了摇头："我不知道，我不知道。有些人确实接受了治疗，或者他们的家庭也倾尽了全力，但是症状依然存在。也许家人才是真正了解情况的人吧。"

15 岁的凯特把作业本推到了一边，然后拿出了一张纸。

亲爱的爸爸

但现在呢？

如果凯特在纸上写下那些发生过的事情会怎么样：比如她是如何在睡梦中惊醒，发现母亲穿过昏暗的房间，紧紧盯着墙壁，对着墙壁上的电源插座不停地窃窃私语；她的母亲是如何在白天像鬼魂一样，从一个房间游荡到另一个房间，无法触及她的内心世界；她的母亲又是如何冲着自己的孩子们发火，把那些伤人的无妄指责一股脑儿全丢到他们身上——甚至断言凯特为她的老师们提供性服务。

　　如果凯特写信给她的父亲，告诉他，自己已经不记得她母亲最后一次抱她，或者说"我爱你"是什么时候的事了；如果她写信给她的父亲，告诉他，他们已经没有钱了，而且他们迫切地需要钱，能不能寄些钱给他们？如果她真的把所有这一切写成一封信，那么之后呢？凯特并不知道把信寄到哪里去。即使她能找到他的地址，然后寄出去，如果他最后只是把信扔进了垃圾箱，选择再一次抛弃他们，那又该怎么办呢？那样不是更糟吗？

　　不，她不会写这封信的。那和学校的老师聊一聊呢？也许他们能做一些什么呢？如果说了，他们就会知道出问题了。但是如果他们叫人来怎么办？社会服务机构会派人来拜访他们，对他们冷嘲热讽、肆意评判。他们派来的人会穿过马路，从大门径直走到这间屋里来。来人能看到在这间昏暗阴冷的小房间里，凯特和妹妹在桌子旁写着作业，她们的哥哥坐在发出刺耳噪音的电视机前，而她们的妈妈则站在楼梯上自言自语。

　　如果他们把妈妈带走，然后把她关起来，那该怎么办？如果他们强行把凯特和她的家人分开，然后把几个孩子全部交给托管机构，那又该怎么办？她的弟弟怎么办？这不是更糟吗？

　　不，她绝不会求助。这是他们的秘密。他们要拉扯着自己长大，无论用什么方式。日复一日，月复一月，年复一年。每个晚上，每个没有停止抗争的夜晚，凯特都会快速拨动念珠，向上帝祷告，请求让这一切停止。"请让它停止吧！我愿意做任何事，让她一觉醒来就恢复正常吧。我只想让她变得正常，让这一切停止吧。"

残忍地对待一个人

尽管凯特当时困难重重，但她的成绩依然优异，并在老师的引领下，一路读到大学（那时不用交学费），她的老师未曾发现她的需求，但能认识到她的潜力。

她轻而易举地就成为年级里最优秀的那个学生。事实上，无论四个孩子在家里面临了多么大的考验，他们无一例外地在课堂上都成了佼佼者，尽管凯特的哥哥可能需要更长的时间才能找到自己的方向。凯特描述她的哥哥总是一群人里最聪明的，但同时也是受他们那种暗无天日的隐秘生活影响最多的人。于是，当凯特每天去都柏林三一学院上医学课的时候，他就会留在家里，整日呆坐在电视机前。他会把电视机的音量尽可能地调大，目的就是淹没母亲的叫喊声。

布丽吉德每星期都会去邮局拿救济金，回来后就又把自己锁起来。"她一直待在她的房间里，"凯特告诉我，"有一段时间她把自己锁在房间里，在里面不停地喊叫。她不会再低声地自言自语了，而是叫个不停。她已经失去日常生活了。"

凯特的学业进展得相当顺利，有一次，她在学校图书馆里快速浏览着一本精神药理学的教科书，偶然翻到精神分裂症的那一章——她曾经一直认为精神分裂症指的是"分裂的人格"。

凯特的脉搏突然飞速跳动。这章里的每一页都在说她的母亲。

　　我想象着凯特会飞奔回家告诉每一个人，我想象着他们会有一堆问题，有一扇门向他们开启，有一缕光透进来，他们总算找到了一种可能性。

　　但现实与我的想象大相径庭。

　　"非常好，凯特。它总算有个名字了，但这不能改变什么。"凯特的哥哥仍然盯着电视机。

　　这么多年过去了，凯特的哥哥不相信这能带来任何改变。事实上，凯特也不相信。这是他们从童年时代开始就拥有的生活状态。这是他们过去10年的人生。最小的弟弟对此一无所知。这样的日子就是他们的常态。

　　当然，还有其他的原因。除了感到困惑之外，现在充斥在这个家庭中的还有一种负罪感。如果妈妈的行为表现被称为"精神分裂症"，如果别人也会出现同样的情况，如果这些表现存在治疗的方式——为什么没有人早点做些什么？

　　"你们那时还是孩子。"我说道。

　　"我们仍然是孩子，"凯特强调，"即便是20岁，21岁，或者22岁，我们仍旧像孩子。我上大学的感觉就像上中学或者小学，我没有接触任何其他的事情。我在一个透明的罩子中长大，甚至不认识其他人，大学和家就像以前的学校和家。我们还是不成熟。"

　　我对凯特说我可以理解。我还能说什么吗？坦白来说，这样的交流让我难忘，甚至我有比难忘更强烈的特别感受：我发现了一些难以琢磨的事。

　　事实上，当时的我们不是在对话。尽管我们在同一个地方，隔着桌子相对而坐。我做我的笔记，凯特在和我说话。但是我又好像并不在那里。在我看来，当我讲话时，我碰到了凯特惯用的心理防御，我怀疑这是她常年用来将自己与世界隔绝的武器。这样的过程由她开始，也将由她结束，在这段过程中，我做不了什么事，更说不了什么安慰她的话。她并不需要我的安慰。

　　第一次看病是凯特自己去的。她的母亲拒绝和她同去。布丽吉德已经多年没有看过医生了，她的妄想症状让她拒绝别人给她检查。即使视力持续恶化，她也不愿意去看眼科医生。她不会让一个陌生人拿着发光的仪器去照她的眼睛，谁知道那会产生什么样的后果。

　　事实上，这也是凯特的主要忧虑之一。母亲在逐渐衰老，尽管她不抽烟不喝酒，但她的生活方式一定不是最健康的，她把自己常年关在一间潮湿发霉的卧室里，不锻炼，吃着最简单的三餐。即使她生病了，比如血压血脂出现问题，也没有人能知道。

　　但是，凯特不是来找医生说这些的。她找医生的目的是想告诉医生她母亲一直以来的行为表现。她想尽可能多地叙述布丽吉德的情况，以便让医生相信她的母亲的确需要帮助——尽管医生提醒过凯特，如果一个人已经长期不适，就算治疗可能也不能带来显著的效果。凯特还需要处理很多技术问题。她需要签署文件，声明布丽吉德无法自己做出决策，所以从福祉最大化的角度考虑，她需要入院治疗。凯特不是布丽吉德最年长的孩子，她需要和另一位亲属联署这些文件。她需要兄弟姐妹的支持。但凯特的哥哥极力反对这一切，他不认为他们的母亲需要接受治疗，凯特在妨碍母亲的正常生活。兄妹二人的争执常常持续到深夜。

"这很糟糕，"凯特转过身去，背向我说道，"这样做并不对。你们其实剥夺了人们自己做出医疗决定的权利。这对一个人来说真的很残忍。这毫无疑问是一件大事。特别是，这件事拖了这么久，但是你们什么都没有做过。这样做真的很残忍，太残忍了。他们就这样剥夺了别人的权利，难道不可怕吗？"

他们最担心的是可能会把母亲送进一个也许她再也无法从那出来的医院。这是他们生命中最为艰难的一个决定。但是无论如何，他们做出了决定。

布丽吉德的四个孩子一起来到了医生面前，签署了文件。

如果他们爱你

布丽吉德瘫倒在扶手椅上，几乎睁不开眼睛。她没有戴上半副假牙，想说话的时候，嘴巴干得要命，还粘在了一块儿。"医生不知道给了我些什么，凯特，"她设法说道，"我不应该待在这儿，来这儿是一个可怕的错误。我要回家。"

人们常常拿威克洛郡的纽卡斯尔精神病院开玩笑。他们会说："你要是不当心，就会被送去纽卡斯尔。"那就是这样的地方。除了疯了的人，人们认为没有人会真的去那儿。那是一个别人会去，而我们不会去的地方。总之，这就是凯特对那里的印象。

在院区地面行走的感觉并不坏，这里绿树成荫，芳草萋萋。然而，一旦进到室内，凯特就感到害怕，也为她的母亲担忧。

她走过去，迟疑了一下，但还是抓住了母亲的手。她为自己所做的一切而感到愧疚、后悔和遗憾。

他们的状况在改善，而且速度惊人。凯特将其归因于有着更强烈的现实刺激和更为清晰的边界的新环境。近些年来，凯特和她的兄弟姐妹逐渐忙于自己的生活，特别是最小的弟弟也可以照顾自己后，现实中能牵绊住布丽吉德的事情越来越少，她渐渐被这个世界遗忘，在封闭的生活环境中，她得以在自己妄想的世界中肆意驰骋。

我们也会在独处时更疯狂吧?

凯特利用她的妈妈住院的那段时间做了一些他们几年前就应该做的事——她向卫生部门举报了她的房东。

在他们住在那间破旧不堪的房子里的 10 年间，房东拒绝对房子进行任何维修，他否认房子有问题，还吹嘘房子状况良好，现在的房子都建不成这个样子了。卫生部门派来的调查员显然不同意这种说法，房东被责令对整间房屋进行维修。

与此同时，凯特和她的兄弟姐妹们在找新的住所——可以接受用社会福利金付房租的地方。

"像我们这样的弱势群体在理论上总是被同情的，但是当他们变成你身边活生生的人的时候，那就另当别论了。"凯特是这样向我解释的，"很多善良、富有同情心的普通人也会排斥我的家人，让我们感觉自己是社会的异类。他们远离、忽视我们。我们一再被社会服务机构、学校老师、医生、政府机构、房东、家庭成员以及精神卫生服务机构抛弃。这并不是他们个人的原因，他们本身都是善良的人，他们自己也有家庭需要关照，这是围绕在他们身边的无孔不入的体制造成的。"

他们最终找到了新的住处，尽管并不容易，但还是找到了。这是一间温暖、干净、宽敞的小房子，也是一个当布丽吉德出院之后，可以被她称为家的地方。

如果你不熟悉情况，无从了解历史，你可能在无意中听到一些事情，但是绝不会多想。但是，对于凯特而言，这一切却有着巨大的意义。凯特每天出门上学，她的妈妈就会待在客厅，看一档关于化妆的早间电视节目。这种生活本身就是不同寻常的。那时，电视总是开着的，但是布丽吉德从来不会坐下来看，电视对她而言就是让孩子们保持安静，阻止他们相互打闹的工具。

这或是她和一个别人都看不到的世界进行心灵沟通的另一种方式。

布丽吉德在医院只待了几个星期，足以用来确定她需要服用的抗精神病药物。然后她被转介到一个社区医疗团队继续接受治疗。她每天都晕晕的，用很多时间来睡觉。她的目光从电视节目移向她的女儿，很自然地跟她说："我今天刚学到，如果涂唇彩之后你想让自己看起来优雅一些，你应该只涂下嘴唇。如果你涂上下嘴唇，看起来就会比较艳俗。"

说完，她又继续看电视。

这是她生活回归正常的片段，凯特是这样说的。从现实世界获取一些信息，然后把它复述出来给别人听。不，不是任何人，是对她——凯特。

凯特意识到，这么多年来她从来没有期待能再次听到母亲讲这么琐碎，又无比普通的事情，当然还有其他的片段。有一次布丽吉德问起琼尼·米歇尔（Joni Mitchell）的专辑，然后又问起她听说过的一本书。她所感兴趣的事物又回到了她的生活。凯特会特别小心地不去强调母亲这些表现的意义。布丽吉德的社交退缩仍旧很明显，她容易感到疲惫，容易对身边的事物感到厌倦。凯特发现药物并不具备神奇的治愈能力："它只是减轻了一些妄想症状而已，同时留下一个每天流着口水，昏昏欲睡的孤独女人。"她相信母亲每天还会对着墙壁说话，仍旧会听到声音，但是时间会比以前短得多，不会再占据她全部的生活。

一天晚上，凯特和她母亲去都柏林看维也纳童声合唱团的演出。那个时候凯特已经是一名实习医生了，也有了足够的钱带母亲在周末或假期出去转转。凯特之所以对这次旅行记得特别清楚，是因为她们一到国家音乐厅时，凯特就为自己的着装感到不好意思了。她们周围的女性全都踩着高跟鞋，身着华丽的礼服，而自己则穿着碎花平底鞋，显得特别的孩子气，还有那件刺绣的棕色裙子，透着十足的书呆子气。

"天哪，妈妈，"她小声说道，"我穿得像个小孩。"

布丽吉德非常温柔地笑了，她说道："你穿你想穿的，只要你觉得开心就好。"

今天，当凯特跟我讲述这段经历的时候，她噙着泪水，但是却笑容满面。因为这才是一个母亲会对女儿说的话，对吧？这是爱你的人才会对你说的话。

圣诞节的几天后，布丽吉德因为喘不上气而给自己叫了一辆救护车。她被送到了医院。布丽吉德全身疼痛，感到疲惫，出现黄疸，还不停地咳嗽。那时，她 62 岁。

医院给她安排身体检查，但是因为正值假日，值班的高级医护人员很少，于是每项检查都花了比平时更长的时间。布丽吉德需要插导管，凯特记得这让她的母亲很难受。布丽吉德相信自己快死了。

"我走了以后，好好照顾你的弟弟妹妹。"她在新年前夜和凯特交代着。

"你想太多了！"凯特笑着说，"你不会死的。"但是她能看到她的母亲有多害怕，于是她拥抱了布丽吉德，然后亲吻了她。这对她们两人而言，都是陌生而奇妙的感受。"因为我们从不拥抱。"凯特告诉我。她此时用双臂抱住自己,说话的声音也有些嘶哑:"我们从不触碰对方,在我的记忆里我从来没有抱过或者亲过她,也许我小的时候这么做过,我们母女之间并没有那么亲密。"

布丽吉德抬起眼来,也抱住了自己的女儿。凯特知道母亲是开心的,她知道母亲因为别人给了她一个拥抱而感到开心。

扫描结果显示布丽吉德的身体长满了肿瘤:她的肺、卵巢、肝,甚至全身。她即将面临全面的器官衰竭。布丽吉德在病床上躺了一个星期,之后便去世了,离开时四个孩子都守在她的床边。

在历经了如此艰难的大半生后,凯特不能接受母亲会这样离开。母亲死于癌症这样普通又常发的疾病,这看上去太不可思议了,凯特觉得她的妈妈值得更安然的死亡。

"我仍觉得很荒谬,"她说道,"这太荒谬了,在经历了这样诡异、恐怖、糟糕透顶的生活之后,她竟然得了癌症。你用了三年时间竭力让一切几乎回归正常,然后她却因为癌症死掉了。这太荒唐了,我仍觉得……"她停住了,耸了耸肩,找不到合适的言辞继续。

在布丽吉德去世后的10年里,凯特对她母亲的感情从愤怒、恐惧、沮丧以及童年时代的困惑转向了钦佩与赞赏。在最残酷的环境里,她做了她所能做的一切。一位单身母亲,身无分文,饱受欺侮,又被别人听不见的声音、看不到的景象困扰纠缠，还生活在对她的遭遇不闻不问的社会之中，她努力地把家聚在一起，努力让自己的四个孩子有瓦遮头，有食果腹。

　　"不管她是个什么样的人，"凯特说道，"她就是我的妈妈。"

妄　想

　　"当一个人出现妄想，我们称之为精神失常。当很多人出现妄想，我们称之为宗教信仰。"这是罗伯特·梅纳德·波西格（Robert M. Pirsig）在《禅与摩托车维修艺术》（*Zen and the Art of Motorcycle Maintenance*）中的一句话。这让我想到那些在爱尔兰相信圣母玛利亚像会自己动起来，蜂拥到圣母像前参拜的人们。据我所知，他们并没有被定义为精神失常。

　　我并不是要辩称这些人和布丽吉德没有区别，我相信他们之间存在差异，而且是本质性的：一边是人们愉悦自身的转瞬而逝的想法，整个社会都视这些想法为常态，甚至支持它们的出现；而另一边是布丽吉德所抱有的那些强烈的信念。这些信念深植于布丽吉德的心中，即便被社会孤立与排斥，也无法撼动它们在她心中的位置。这两种思维方式不尽相同，但是在某些方面又是共通的。我认为，"移动圣母像之年"就是这种共通性的体现。它们的共通性在于，我们每个人都具备对胡言乱语深信不疑的惊人能力，包括那些看起来"理智的人们"。

总体来说，人类并不是特别理性的生物。我们的大脑充斥着偏见、迷信、误记的细节、欺骗自我的谎言，以及被视为真理的观点。一旦我们相信什么，无论事实如何，我们就紧紧地抱持着这份信任。历史学家詹姆斯·哈威·鲁滨孙（James Harvey Robinson）观察到："大多数所谓的推论，无非是为已经相信的论点找到可以让我们继续相信的论据。"事实上，在美国俄亥俄州州立大学进行的一项研究发现，人们在阅读文章时，会多花 36% 的时间去阅读一些与自身意见一致的文章。[1]如果这个数字听起来可靠，那么你应该特别关注我以下所写的内容。如果你觉得数字不靠谱，也许后面的东西你略读就好了。

正如我们所预料的，决定一个人的非正常信念何时可以构成一种"精神疾病"的过程，绝非一门精确的科学。精神病学中针对妄想的定义是随着《精神障碍诊断与统计手册》版本的更替而不断变化的。第五版手册中有一个令人惊讶的变化，即它在定义妄想的状态时，摒弃了对于错误信念的要求。

听起来这好像有些违背常理，但是我个人认为这是明智之举。比如说，你认为伴侣在欺骗你，但是没有证据，而被你视作证据的东西在他人看来是莫名其妙的。云朵在天空中移动的方式暗示着你的伴侣出轨，他的秘密情人正在通过电视节目对你进行冷嘲热讽。无论你的伴侣如何绞尽脑汁地证明忠诚，你对这一切都深信不疑。事实上，他越努力证明，你越确信自己的判断。当他同意待在家里，而不是出门与朋友聚会的时候，你认为这只是另一种他们愚弄你的方式，你每一次离开房间，甚至每一次转身时，你的伴侣都在和情人秘密交流。

　　现在，设想一下，如果你的伴侣真的出轨了。出轨的事实是否意味着之前的描述不是你的妄想，或者你的妄想已经治愈了？

　　我对此深表怀疑。

　　在第五版《精神障碍诊断与统计手册》中，妄想仅需要是"即便存在与其信念相冲突的证据亦不发生改变的信念"。[2]这是一个非常宽泛的概念，它甚至包含了很多我们不屑于承认的信念。

　　与此同时，一些内容奇特的信念，会因其破碎的形式而被给予特别的关注。我又想到了自由撰稿人莫莉，她相信自己犯下了一系列严重的难以想象的罪行，以至于报纸头条上都是关于这些罪行的报道，甚至英国国家安全局（军情五处）会通过在她的子宫里安装摄像头的方式追踪她的行迹。而士兵詹姆斯，是如此确信军队选择他去执行一项秘密的任务，之后他又认为自己是救世主般的人物。相似地，布丽吉德会认为自己是被圣母玛利亚选中的人，而她之所以被选中就是为了去完成世界上重要且超自然的工作。而且，这项工作存在的证据可以在很多报纸里找到。

这些信念当然并不普通。但我非常诚恳地说,我并没有被他们的这些信念吓到。任何曾经工作在精神卫生服务机构一线的人们都会对这些故事感到熟悉。美国的精神科护士也许不会遇到太多患者认为军情五处(或者,更"有可能"是军情六处,即英国秘密情报局)在通过秘密监听设备追踪自己,但是我们知道,他们会遇到很多人确信美国中央情报局或者联邦调查局在追踪自己。同样地,由于我们生活在世界不同的角落,圣母玛利亚可能会被先知穆罕默德或者其他宗教文化人物所取代,除去名字和其他某些不同,非常相似的照片会在不同的文化背景下出现。事实上,尽管人类编造出无数的信念,但是妄想最为令人惊奇的特征之一(至少是那些足以引起精神病服务机构关注的妄想),就是这些信念所反映的主题好像少之又少。[3]我们稍后会回到这个话题。首先,让我们了解一下迄今为止最为普遍的主题:迫害。

英国牛津大学专门从事被害妄想的研究和治疗的临床心理学教授丹尼尔·弗里曼(Daniel Freeman)观察得出:"两种令人苦恼的信念占据被害妄想的核心:一种是即将发生在自己身上的伤害,另一种是他人蓄意为之的伤害。""如上所述的偏执想法是非常普遍的,"他告诉我,"那是因为我们总是需要为是否相信别人而做决定,所以如果因此而犯错也并不奇怪。"[4]他的研究表明,10%~15%的人群,有时多达1/3,经常会拥有偏执的想法。弗里曼认为,我们只是到现在才真正开始承认并讨论相关的议题。尽管并没有数据验证，他怀疑社会中的我们可能会逐渐缺乏彼此间的信任，因此变得更加烦躁、焦虑和恐惧。

作为一个烦躁、焦虑和恐惧的人，我花了很多的时间去考虑别人对我的看法，经常假定自己会得到他人最坏的评价。因此，我对弗里曼教授的观点深以为然。但是，在我看来，认为别人刻薄地谈论自己，与认为别人把微型芯片植入自己的大脑以便控制思想，在性质上还是截然不同的。

至少前一种情境是有可能发生的。

"拥有这种错误的不信任的想法，与拥有被害妄想当然不能相提并论。"丹尼尔·弗里曼同意这一点，"但这两者也不是毫无关系。可以将情绪低落与抑郁发作类比，它们确实不一样，但是也不是完全不相关的发生过程。你所看到的偏执狂可能有更多不同致因。更严重的睡眠紊乱、更严重的忧虑水平、更低的自尊水平、更恶劣的创伤史、更大的推理偏差，所有因素都离谱系的中心位置更远了一些。"

丹尼尔·弗里曼一项最具启发性的研究工作是关注了被害妄想与由过度担忧而导致的神经症的关系。（此背景下的神经症，指的是以焦虑、抑郁及其他负面情绪为特征的精神痛苦，但不包含定义精神病的、完全脱离现实的体验。）

丹尼尔·弗里曼认为，担忧让我们想起那些不合情理的想法，也增加了这些想法所引发的痛苦。于是，在忧虑水平上，严重偏执狂患者与被诊断为"广泛性焦虑障碍"（一种有着担心、忧虑等情绪的典型障碍）的患者非常相似。

现在，我怀疑大多数读者可能不会对上述研究结论感到奇怪。该结论说明，那些拥有可怕信念的人们也会对这些信念表现出更多的担忧。然而，这种简单的观察结论却很容易被精神卫生研究机构所忽视，部分原因是我们历来有将"神经症"和"精神病"在概念上区分开来的传统。如果出现了一个古怪的精神病性的妄想信念，精神病学研究，甚至于精神病学治疗的焦点都会集中于此，而与之相关的"神经症的苦恼"就被人们忽略了。但根据丹尼尔·弗里曼的说法，那些神经症性的想法，诸如极端的忧虑，不仅与妄想相伴相生，并且会导致妄想的积累和持续。"可以肯定的是，过度的忧虑会对偏执狂造成影响，"他告诉我，"也就是说，我们给了那些偏执的想法更多的空间，让我们会着意渲染妄想的内容，甚至还会设想一些不可能发生的事情。关键在于，它会让我们高估恐惧变成现实的可能性。"

最后一点其实需要更多解释。为什么我们对某件事情想得越多，就愈发相信这件事情最终会成为现实？

再一次说明，人类绝不是什么理性生物，无论我们是否存在精神病性症状，认知偏差都影响着每一个人，如果我们一直想到某些事情，认知偏差就会在无意识中倾向于高估这些事情发生的可能性。此过程会受到近期形成的记忆、观念或者忧虑的影响，此外，影响因素还包括这些记忆、观念或者忧虑有多么地非同寻常，或个人在其中倾注了多少情感。这就是为什么看过电影《大白鲨》（Jaws）的观众都不愿意去海里游泳（据此可以推测出为什么当人们看过电影《大白鲨4：复仇》［Jaws: The Revenge］后，就再也不想去看电影了）。[5]

"尤为重要的是，有些严重的偏执狂患者会因为恐惧而出现全面的社交退缩。"弗里曼解释道，"他们不想遇到任何人，所以花更多的时间独处，然后忧虑便占据了他们生活的全部。我们有时认为，如果持续地为某个问题担忧就能解决问题，但其实这是最没有效率且毫无帮助的方法，因为担忧本身影响了我们的判断。"

我认为，此处蕴含对大多数人都有意义的一些启示。

2015 年，弗里曼和他的同事进行了一项研究，为拥有被害妄想的参与者提供心理治疗，只专注于识别和缓解"忧虑思维模式"的技术，而不质疑参与者妄想的内容。"这是一种不错的方式，"他说，"因为心理治疗让人们认识到了忧虑会让事情变得更糟，同时，他们也不必陷入对他们所忧虑的事情是否真实存在的纠结之中。"

实验的结果鼓舞人心。结果显示，受试者的痛苦程度在下降，同样下降的还有他们对于自己妄想信念的相信程度。[6]当然，这并不是说这种方法适合每一个人，也不是说这种方法对与所谓的精神分裂症相关的其他痛苦体验也同样适用。但是，对于某些长期受到被迫害的虚假信念折磨的人来说，这种方式也许让妄想这一坚不可摧的盔甲终于裂开了一道缝儿。

现代精神病学对于妄想的兴趣在于其存在与否，而并非其内容。

在美国尤其如此，这引来了纽约大学医学院精神医学临床副教授乔尔·戈尔德（Joel Gold）对于自身职业的声讨。"妄想，如我们大脑中产生的其他想法一样，具有自身的含义。"他写道：

> 然而，今天的精神病学对这一观点没有多少兴趣，也并不想知道为什么不同的大脑会选择不同的妄想内容。精神病学目前只对去除精神病性症状感兴趣。这真是挺奇妙的。患者对于他们妄想的内容抱有极大的热情，我们当然没有什么理由禁止他们这么做。我们大多数人都是严肃而认真地对待自身的想法，而且精神病学的基本前提也是对于想法的思考。当我们仔细倾听患者的言语，当我们对精神病性和非精神病性的想法给予同等关注，我们实际上就和患者结成了治疗联盟，更为稳固的治疗联盟则意味着更好的治疗效果。妄想的内容对患者有意义，因此这些内容对我们来说也同样重要。[7]

我深以为然。

如前文所述，当我们触及各式各样的妄想内容的时候，这些念头背后的共同主题就会显露出来。

因此，这些妄想的内容可以被归入一些子分类中。我们曾经讨论过，妄想中最为常见的是被害妄想，有超过 70% 的人曾在精神病首次发作时体验过被害妄想。其次是自大妄想，即一个人相信自己具有非同寻常的权力、财富、影响力或知名度。其他类型的妄想还包括：关系妄想，即一个人相信环境中的事件都直接指向自己，或者对自己有特殊的意义，诸如，别人的姿势或者播放中的电视节目都与自己有关；钟情妄想，即一个人错误却坚定不移地认为另外一个人与自己共坠爱河；虚无妄想，即认为灭顶之灾即将来临；躯体型妄想，即一个人过分专注健康、身体的功能失调或者器质性变化。

令我惊讶的是，两个最为常见的妄想主题——迫害和自大，彼此之间是那么不同。因为全世界都准备抓你而把自己藏起来的想法与相信自己高不可攀、拥有特殊的能力的想法好像是两个极端。

乔尔·戈尔德从曼哈顿下城的心理治疗实践回来后，与我进行了交流。"这两种妄想主题实际上紧密相连，"他认为，"如果一个人感到被迫害，内心其实有一种夸张和膨胀的自我形象。如果美国中央情报局认为我携带国家机密，从而将我列为危险人士，这就是夸张、自大。"这不是和莫莉的情况相符吗？在她最穷困潦倒的时候，她不认为自己是一文不名的罪犯，而认为自己是英国的头号通缉犯。我们也可以反过来，以自大来看待这个问题。"说得具体点，"乔尔建议道，"如果你觉得自己是耶稣，那么被钉于十字架上的苦难就不会离你太远。你有那种潜在的危机意识。但人们会将你打倒，把你称作伪先知。”

　　这是一个有趣的发现，但对于乔尔·戈尔德而言，两种妄想主题间存在更值得关注的相似性——而这种相似性可以将我所提及的所有妄想都连接起来——妄想是人们参与社会与应对威胁的独特方式，而这些威胁是我们每个人都需要面对的。乔尔·戈尔德的理论，是他与哥哥——加拿大麦吉尔大学哲学与精神病学副教授伊恩·戈尔德（Ian Gold）联合发展起来的。该理论认为，妄想源自某种心智能力的损伤，这种心智能力可以导引我们规避社会生活中的危险。他将其称为“怀疑系统”。

　　“我们需要与现实世界协调，并且在现实世界中生存下去，”乔尔·戈尔德继续说道，“这从来都不太容易，对吗？它确实是一项挑战，但有利于我们对潜在的威胁保持警惕。”

　　这里的关键词是“潜在的”。如果是已经看得见的威胁或者该威胁已经造成了损害，我们就没有警惕的必要了。为了规避风险，我们需要预见风险。这就需要我们对很多环境和社会中的警示信号保持敏感，当其中的一些信号非常模糊的时候，我们只能通过直觉加以捕捉。戈尔德兄弟在《多疑的心》（*Suspicious Minds*）一书中曾经提及，请想象一下在晚间独自步行于黑暗的森林或者治安较差的街区的情景：

　　　　你的身后传出了轻微的沙沙声，很可能是干树叶被一阵风裹挟而发出的声响，但也有可能是准备袭击你的人小心翼翼地移动的脚步声。一个成功的检测威胁的认知系统能够在此时自动提醒你，驱使你（在不知不觉中）开始仔细思考所听到的声音到底意味着什么，以及在适当的时候采取必要的行动。另外，由威胁系统触发的动机会暂时压制其他想法，直到威胁解除。无论这种声音信号是否是错误的警报，对可能预示着危险的声音做出反应都需要你全神贯注。在这种情况下保持警惕，意味着你将根据不确定的信息而采取一些行动。但如果真的是森林中的狼群或者小巷中的袭击者所发出的声音，那我们还是谨慎行事为妙。我们在这里所提到的"恐惧"是这样一个认知系统：它是自动的、令人感到不舒服的，却是要求我们全神贯注以达保护自我之目的的高效机制。

"怀疑系统"并不只在那些危及我们生命的威胁面前才启动，基于戈尔德兄弟的理论，它时时刻刻都在关照我们，渗透在我们每一次社会交往之中。它可以因为一个人的姿势、一个面部表情，或者一个行为的微妙变化而被触发，它是一种预感，能让我们感应到朋友的谎言、伴侣的不忠，或者老板要提拔他人的想法。

这些事情还涉及深层的进化意义。我们需要讨论的无非是能为后代创造或提供些什么，以及在族群中如何保证自身安全和维持现有地位的问题。我们的大脑对于上述议题的威胁因素承担着非常重要的监视者角色，这有利于我们随时采取预防性措施。一个是由于错误警报而引发的胃部痉挛，另一个是由于降低雷达灵敏度而对重大威胁失察而引发的恶果，相较之下，前者要好得多。

　　大多数情况下，我们不必像受惊的兔子一样生活。在漆黑的小巷里，在经历了一开始的恐惧之后，大脑不会命令我们即刻逃跑。从这个角度来看，"怀疑系统"被整合进了一个非常完善的认知模型，即"双重历程推理"。[8]我之前描述的都是系统一的思维模式，即快速的、直觉式的、无意识的想法。这是我们大脑中非常古老的一部分在敲响警钟。然后，系统二介入，它是克制的、深思熟虑的、有意识的推理。系统二由于需要投入更多的精力，所以启动得比较慢，但是它一旦启动并运转起来，就能仔细评估由不太靠谱的系统一所检测到的威胁，并且考查其真实性。

　　"嗯，其实没事的，别大惊小怪了，"系统二说，"那不是一只可怕的蜘蛛，就是一个番茄的顶部而已，完全无害。"

　　（或者，对番茄恐惧症患者来说，系统二会说："那不是一个可怕的番茄，就是一只蜘蛛的顶部而已，完全无害。"）

　　为求简洁，我在此简化了一些内容，但戈尔德兄弟的理论核心是妄想信念之所以层出不穷，是因为这个非常有用且必要的威胁感知系统发生了故障。我们无意识的怀疑变得过于敏感，察觉本不存在的威胁，而我们的反思性推理也不能对其进行正确的审查。如果我们支持戈尔德兄弟的理论，就很容易理解为什么被迫害的想法在妄想中相当普遍，那是因为他们和正常的怀疑功能最为接近。妄想无非是无法停止的怀疑，出现故障的威胁检测模式，而根据他们的理论，自大则是威胁响应的故障模式。

　　请记住，我们的"怀疑系统"的总体目的是提醒我们潜在的危险，以便我们能够及时采取行动予以规避。正如丹尼尔·弗里曼教授所言，人们躲避危险最常用的方式就是与世隔绝。然而，当这种方式不能轻易获得时，其他的生存策略就显得尤为必要。如果我们不能把自己缩小以躲避可感知的威胁，那么我们也许可以通过让自己变大的方式赶走威胁。这好像是自然界一种普适的生存策略。然而，在独特而复杂的人类社会，单纯地绷紧肌肉或者挺起胸膛并不总能奏效。所以我们需要做点别的。正如戈尔德兄弟所观察到的，在压力之下，我们经常会夸大自己的重要性以便占据优势地位。确实如此，不是吗？我们会吹嘘自己，会有意显示自己特定的优点，偶尔还会隐瞒真实想法和感受，以便保护自己的社会地位。我们甚至会费尽心力地相信自己说出的谎言，慢慢把谎言当成了真话。脸书（Facebook）上有不少帖子都写了类似的内容。

　　浮夸自大，看起来就是正常的社会应对策略的非规范版本。

　　从这个角度出发，我们可以把每一个常见的妄想类型理解为一个社会威胁的检测系统故障，或者人们用一种适应不良的方式来响应感知到的威胁。有些奇怪的妄想，如关系妄想，在这一解读下也变得容易理解了。正常的"怀疑系统"需要我们对环境中微妙的暗示保持警醒，一个眼神，一种姿势，一段偶然听到的对话，都可能带着针对我们的恶意。不可避免的、毫无根据的怀疑能让我们在很多不可能的地方寻找线索。

戈尔德教授兄弟的理论是一种推测理论，而且他们的理论是解释妄想的众多理论其中一种。我之所以对它情有独钟，是因为它诠释了我们早前所提及的精神病性症状和所谓的精神疾病的一些环境成因。你应该还记得一些环境因素会增加人们出现精神病性症状的风险，诸如患者是儿童虐待的受害者，或者在幼年时和父母一方分开，或者在青少年时屡次更换学校，或者移居国外生活，或者被霸凌，或者在人口高密度的区域居住，等等。这些经历有什么共性呢？

可以肯定的是，这些经历为患者带来了不同程度的压力。但是很多其他的生活事件也会带来压力，它们不会增加人们出现精神病性症状的风险吗？不会。上述经历的共性在于，它们唤起了恐惧。根据戈尔德兄弟的理论，这是一种特定形态的恐惧，需要人们维持更高强度和更长时间的警戒状态。

遭受过虐待和霸凌的受害者会对未来的攻击加以预判，并且会尝试避免这种攻击。在与父母一方分开的情境里，我们失去了一个可以保护我们的对象，所以不得不更加小心翼翼地面对生活中的难题，也会无意识地（或者有意识地）竭力避免未来他人对自己的抛弃。我们每一次换学校，就又一次被陌生人包围，所以我们需要快速了解谁是安全的，谁有可能给我们带来伤害。这同样适用于移居国外生活的情况。而人口密度高的环境意味着存在更多我们会害怕和怀疑的陌生人。综合以上情境，妄想就是我们为了确保自身的安全，需要在高压下保持警惕所付出的代价。

现在，亲爱的读者，请你们允许我引用我的小说《惊坠之愕》（*The Shock of the Fall*）中的一段话：

> 我有一种病，这种病有蛇一样的身形和声音。当我了解到什么，它也会马上了解到。当你得了艾滋病，或者癌症，或者脚气，你无法告诉这些疾病任何东西。当阿什利·斯通即将死于脑膜炎，阿什利·斯通知道自己快死了，但是他的脑膜炎并不知道。脑膜炎什么都不知道。但是我患的病知道我所知道的一切。这是一件让我很难搞明白的事情，但是当我想明白的那一刻，我的病也想明白了。

我小说的主人公此时正在应对所患的精神病和他对世界的认知之间的奇妙关系，这种关系的双方相互影响。他从自己个人的角度阐述了这个问题，但如果检视一直以来妄想的发展趋势，我们也可以发现，妄想其实是被同一时期的世界观所影响和塑造的。

上述观点其实可以在斯洛文尼亚得到很好的证明。仔细回顾从 1881 年至 2000 年在斯洛文尼亚被医院收治的精神病患者的医学报告，结果发现，宗教性妄想在 20 世纪早期非常普遍，但是患者人数在 1941 年至 1980 年间急剧下降。当时的政府抵制宗教信仰，所以参与宗教活动的人变少了，它在妄想中出现得就少了。1981 年到 2000 年，执政党派发生变更，斯洛文尼亚人重拾宗教，以宗教为主题的妄想又多了起来。[9]

乔尔·戈尔德对此并不感到惊讶。"以脱离现实为特征的精神病性症状永远紧跟着外部世界的发展步伐，"他评论道，"个体所扎根的文化背景总能在疾病的症状中得以体现。纵观历史，大多数时候宗教都会成为民众生活的核心主题。从 19 世纪中叶开始，当宗教承诺变得越来越多元，我们看到包含宗教内容的妄想也相应地减少了。"

乔尔看到，有一种妄想主题在显著地增加，他称之为"楚门的世界型妄想"。持有此种妄想的人相信自己无时无刻不被人们通过隐秘的现代科技手段监视着，而之所以被监视只是为了给大众提供消遣娱乐，正如 1998 年由金·凯瑞（Jim Carrey）担纲主角的电影《楚门的世界》所描绘的场景一样。

自 21 世纪初期起，乔尔·戈尔德在临床实践中看到越来越多的人表现出这种妄想状态。"我并不是说，'楚门的世界型妄想'完全来自电影或者电影中的技术，"他解释道，"但是，我认为，如此重大的社会转型——科技、媒体及监控状态的结构性转变，不可能不对妄想状态的改变产生重要的影响。"更令人忧心的是，在过去的 20 年中，科技给我们的生活带来的根本性变化，不仅影响着人们妄想的内容，还会成为妄想状态出现的致因。就像城市拥挤的环境增加了人们罹患精神病的风险一样，逼仄的网络环境也会让我们的精神状态脱离正轨。

"人们在推特（Twitter）、Instagram 和脸书上花了更多的时间，却获得了更少的快乐，"乔尔·戈尔德解释说，"我认为这对心理健康是非常不利的，应该到此为止了。如果某些人比较容易患上精神疾病，同时又熟悉社交媒体，他们甚至不需要在上面发什么东西，只需要单纯地知道这些社交软件的存在，就足以让他们产生'人们在监视我'这种长期受迫害的想法。没错，别人在监视我们。如果此时你再有个过度敏感的怀疑系统，那它就会对你产生实际的影响。"

我知道，当写一篇以妄想为主题的文章时，必须要引用精神病学家、哲学家卡尔·雅斯贝尔斯（Karl Jaspers，1883—1969）的那句话："自古以来，妄想就是人类疯狂的基本特质。无妄想不疯狂。"

这句话无处不在。然而，在我看来，当我们和这些奇怪的想法待得越久，它们就越不像是疯狂的想法，它们反而提供了很多清晰的视角。没有人可以对这些想法免疫。我们的很多偏见和恐惧导致了我们或多或少都会有偏执的时候。自古以来，妄想就是人类的一项基本特质。

但是，其他的异常体验呢？妄想不必独立存在。另一个由来已久的理论认为，这些奇怪的故事，不过是故事的讲述者尝试合理化自己其他异常体验的一种方式。[10]"她一直都可以听到声音，"凯特告诉我，"她也一直回应着那些声音，一直都在窃窃私语。"

即便布丽吉德不再相信那些奇怪的念头，她的体验并没有停止，她仍旧可以听到声音。

我们应该仔细思考一下脑子里的声音。但是，让我们先来讨论另外一个话题，它是几乎所有被确诊为严重精神疾病的人们不得不关注的话题。

化学药品治疗

你也许还记得阿密特。我在本书的开始就提过他。我曾经违背很多人的意愿强迫他们服药，阿密特是他们中的第一位。

现在写下这样的文字，总让我感到有些奇怪。做精神科急症护士的岁月已经有些久远，我还是不能接受自己作为控制与管制小组中的一员，曾经把那些化学制剂注射进拼命抗拒的患者体内。当然，我所做的绝对合法，而且我相信这样做也是将患者的福祉最大化。我和那些我所认识的最善良且最具同情心的人们一起工作，我们所做的一切都是为了助人，而非害人。但同时，在做这些事情的时候，我很难说内心不会感到冲突和纠结。

阿密特不是白人。当他遇上英国的精神病学体制，被如此对待的可能性就比病房里的白人患者要高得多。事实上，近期一篇由政府要求撰写的独立调查报告指出，非洲和其他少数民族裔的精神病患者更有可能依照精神卫生法案被关进精神病院，而且在离开医院之后，他们被下达治疗令的概率是白人患者的 10 倍。这些社区治疗令要求患者严格遵守用药方案，按时参与评估，遵从医院提出的其他生活安排，否则患者就面临着重返医院的风险。[1]权力体系的严重失衡导致了现今经常被提及的现象，即"非洲和其他少数民族裔在精神卫生服务机构中的比例过高"。

有一个更好的名词可以用来概括这一现象——制度性种族主义。

作为这篇调查报告的编委会成员之一，史蒂夫·吉尔伯特（Steve Gilbert）曾经分享了自己作为一位非洲裔患者在精神医疗系统内的种种遭遇。"在决策过程中，大多数的差别对待都不是有意而为之。"他解释道。

> 我从未碰到过一位从业者自身就是种族主义者，但是我碰到过会忽视相关议题的同行，而这些议题会直接影响来自加勒比非洲裔社区的人们。让我们回想一下自己做出的那些判断，相比于一个白人年轻男性，一个来自非洲或者加勒比地区的年轻非洲裔男性经常会被视为一种威胁……我说话声音很大，可以被误解成我具有攻击性，但我只是在自己害怕或者焦虑的时候才大声地说话。[2]

精神病学与非洲裔群体的不睦关系至少可以追溯到美国奴

隶制度盛行的时代，那时候，一位奴隶可能被诊断为"漂泊症"——这一名称把奴隶试图逃脱囚禁的行为视为一种所谓的精神疾病。*

　　乔纳森·梅茨尔（Jonathan Metzl）博士在他的《声讨精神病》（*The Protest Psychosis*）一书中绘制了美国 20 世纪 60 年代晚期至 70 年代早期黑人民权运动和精神分裂症发病率之间令人不安且奇怪的关系图表。他提出，大概从这个时候开始，非洲裔被诊断为精神分裂症的情况开始显著增加。一种观点开始在一些精神病学团体间流行，即被非裔美国人的"黑人权力"运动所倡导的信念和感受，都是精神病性障碍的症状反应。换句话说，被压迫群体的合法斗争同一种精神疾病联系在了一起。医药公司在其中看到了商机，据梅茨尔透露，在医药公司用于抗精神病药物的宣传材料里，"咄咄逼人的黑人形象"被着意刻画出来。

　　无论美国还是英国，极端的制度性种族主义在现在的精神卫生系统里体现得并不明显。但是，一些工作还是亟待完成。在英国，当我们谈及制度性种族主义时，其牵涉的问题与精神卫生从业人员不无关系。前文提到的独立调查报告显示，临床心理学家中的白人女性占有相当高的比例，这已经获得广泛的认同。她们并非必须接受"跨文化疗法"的专业培训，也不需要对涉及种族主义和歧视的特定议题有更加深入的理解。结果

---

* 是的，你没看错。

就是，来自非洲和其他少数民族裔的患者不可能参加，或被给予有助于减少住院需求的治疗。

所以，各种复杂因素的叠加，导致了像阿密特这样的人比白人更有可能被强制要求入院治疗，以及被强制给予药物治疗，即使白人患者可能有着和阿密特一模一样的精神病性症状，他们的治疗方式也不会和阿密特完全相同。

现在让我们将注意力转移到为什么要使用药物治疗上来（此时无关种族和文化背景），以及让我们想一想抗精神病药物到底做了些什么。

首先，让我们先来了解一点历史。现在看来，1952年是对精神病学的发展具有里程碑意义的一年。这一年，如我们之前所了解到的，不仅出版了由美国精神医学学会编写的第一版《精神障碍诊断与统计手册》，而且在这一年的春天，著名的法国精神病学家让·德莱（Jean Delay）与他的助手皮埃尔·德尼克尔（Pierre Deniker），在法国的圣安妮医院开始给他们病情最严重的精神病病人注射一种新合成的化合物——氯丙嗪。这一举动对现代精神病学而言具有划时代意义，其影响持续至今，影响范围包括几乎所有被诊断为精神分裂症的患者，以及大量的其他精神疾病的患者，诸如重度抑郁症和焦虑症。

氯丙嗪是世界上第一种所谓的抗精神病药物，它的家族谱系十分有趣。作为吩噻嗪类药物中的一员，它的由来可以追溯至1876年，德国化学家海因里希·卡罗（Heinrich Caro）合成了一种吩噻嗪衍生物，它是纺织品生产中一种经济高效的染料。他将其称为亚甲蓝*。**在之后的数十年间，吩噻嗪及其衍生物发挥了神奇的作用，应用范围从杀虫剂到治疗寄生虫的药物。1949 年，法国海军中的一位具有革新精神的外科医生亨利·拉博里（Henri Laborit），第一次把吩噻嗪类抗组胺药物应用于临床实践。

以一种奇妙的法国方式来说，拉博里同时是哲学家和文学家，他认为新发现的吩噻嗪衍生物，即被称作异丙嗪的药物，其抗组胺特性可以用来治疗手术患者的术后休克。术后休克是患者的一种极度痛苦的状态，有时可能致死，特征为心跳过速，出冷汗，机体的组胺过量释放引发血压的急剧下降（这通常是机体应对身体的重要组织损伤所做出的反应）。继异丙嗪在手术中成功运用之后，拉博里又发现它作为抗组胺药物的其他用途，即它可以稳定病人的情绪，同时还具有止痛的作用，患者从而会达到被拉博里诗意地称为 "愉悦的平静" 的状态。[3] 曾经合成异丙嗪的法国制药公司罗纳 – 普朗克（Rhône-Poulenc）的研究者们，继而研制出一种更具效力的合成物，就是我们称作氯丙嗪的药物。

同样，还是由手术患者们首批尝试这种新型药物。法国的外科医生们兴奋地汇报着氯丙嗪强大的麻醉特性，以及它如何带领病人进入了 "朦胧状态"。[4] 于是，拉博里设想，氯丙嗪

---

* 它是黄颜色的。

** 开玩笑的，它其实是蓝色的。

也许也可以用于精神病治疗。当让·德莱和皮埃尔·德尼克尔将这一想法付诸实践之后，结果令世人惊讶。先前被严重的易激惹和恐惧状态控制的患者呈现了突然的平静、顺从和无忧无虑的状态。20 世纪 50 年代，氯丙嗪的使用迅速被全欧洲的精神病院和救济院效法，而每一处都给出了相同的药效反馈。安东 – 斯蒂芬斯（Anton-Stephens）博士，一位英国的精神病学家将氯丙嗪的主要作用描述为"嗜睡"和"精神淡漠"，药物对于"让不安的行为安定下来"非常有帮助。[5]

　　当然，我们所提及的这些药效并不等于病人被带回了他们的"正常状态"。远远不是。以下的文字是让·德莱和皮埃尔·德尼克尔对刚开始接受氯丙嗪治疗的患者的状态描述：

　　　　患者无论坐着还是躺下，在床上都一动不动，他脸色苍白，低垂着眼睑。绝大多数时候他都保持着沉默。即便被提问，他也是在一段时间后才慢悠悠地用一种毫无感情的单调声音给予回应，而且回答得非常简短，之后又很快回到了之前的沉默状态。患者的回应通常都是有效且相关的回答，说明患者是能够注意和思考的。但是他几乎不会主动提出问题，也不会表达自己的想法、渴望或者偏好。他对治疗方案所带来的症状改善是有意识的，但是他并没有因此而表现出喜悦。患者对于外在刺激表现出明显的冷漠和反应延迟，在互动关系中呈现出情感中立性，虽然患者的意识和智力没有变化，但在主动性和专注度上存在明显的下降，这些都是由药物治疗所带来的心理综合征。[6]

　　我觉得，"心理综合征"的说法在这里非常恰当。德莱和德尼克尔对药物使用的印象是，无论患者在给药前呈现了什么样的症状，在给药后都会被药物自身带来的一系列强有力的综合征所取代。

　　这并不是说患者不愿意选择药物治疗，而更愿意生活在给药前的惊恐之中。很多时候，我毫不怀疑他们会更愿意承受药物自身带来的综合征（尽管目前很难找到相关的第一人称记述）。我只是想强调一个事实，给药前与给药后的选择并不是"精神病"和"健康状态"的选择，而是"精神病"和"朦胧状态"的选择。

　　另外，值得注意的是，在刚开始使用氯丙嗪的时候，没有人将它描述为抗精神病药物，甚至没有人讨论过它的抗精神病的特性。德莱和德尼克尔称之为"精神抑制剂"（此英文单词后缀源于希腊语单词"lepsis"，意为"捕获、占领"）。这一表达在大部分欧洲地区很受欢迎。而在美国，"强镇定剂"这种更为直接的表达颇受青睐。美国精神病学家乔尔·埃尔克斯（Joel Elkes）与查米安·埃尔克斯（Charmian Elkes）将这种盛行的观点解释为，尽管精神病性症状仍然存在，但是"病人会变得更加地安静，不那么紧张，也不太受自身的幻觉和妄想的侵扰"。[7]

　　直到 1961 年，氯丙嗪（彼时它在欧洲使用的商标名为

Largactil，而在美国的商标名是 Thorazine）才第一次被描述为"抗精神病药物"，加拿大精神病学研究者海因茨·雷曼（Heinz Lehmann）是这个术语的创造者，他也被很多人视为现代精神药理学之父。[8]"抗精神病药物"这一术语获得了广泛关注，并且现在被普遍用来描述氯丙嗪和在其之后出现的类似药物。精神药理学的批评者们认为，"抗精神病药物"是对此类药物的一种误导性描述，就如"抗抑郁类药物"所引发的误导一样。我们稍后会进一步阐释批评界持此看法的原因。

海因茨·雷曼又创造了术语"锥体外系反应"，以此来描述氯丙嗪导致的一系列最常见，也最令人虚弱的副作用。这些副作用包括急性运动障碍、肌张力障碍反应、迟发性运动障碍、静坐不能和运动不能。

这些词语对于很多读者来说都不是很熟悉，幸运的是，你们面对的是一位有资质的精神科护士，所以请允许我进一步对这些词语做些解释。

运动障碍是指人体的大肌肉群非自主性地间歇性收缩。迟发性运动障碍则是指这种非自主性的间歇性肌肉收缩发生在舌头、嘴唇和面部，导致人牙关紧咬，不受控制地咀嚼和咂嘴。与此相对，肌张力障碍反应是人体肌肉或者肌肉群不自主地持续收缩导致的极端僵硬、异常姿势和移动困难。静坐不能也是一种运动障碍，还描述了人内心烦躁不安的不良感受。有这种体验的人觉得很难静坐，总是坐立不安，持续踱步，摇头晃脑。运动不能则是与静坐不能完全相反的状态，它以个体丧失局部或者全部运动能力为特征。这些症状被统称为帕金森综合征，因为它们与帕金森病的症状相同。

　　精神病房里流传的黑色幽默都有文化意味，在这里，这些症状被称为氯丙嗪式步伐。这是一个残酷的讽刺，针对那些总是和疯狂相关的症状——坐立难安、摇头晃脑、来回踱步等，事实上这些症状都是由精神病药物引起的。

　　我认为"副作用"也存在残酷的讽刺。在我看来，如果我们把药物的"主作用"和"副作用"分别称作药物希望达成的效果和不希望拥有的效果，这样的表达会更为直接和诚实。这其实是詹姆斯（那位士兵）告诉我的。你应该还记得，氯丙嗪是詹姆斯在首次入院时服用的药物。他所历经的恐怖体验是由该药引起的，总体来说，氯丙嗪的副作用远超其药效。

　　我一直主张，任何一种副作用，如果它远远超过了其他的效用，那它就不再是副作用，而是主作用了。而且，别忘了氯丙嗪某些所谓的副作用，诸如过度的嗜睡和朦胧状态，实际上是它当初被用于手术的预期功能。试图两者兼得（对手术而言是主作用，对抗精神病而言却成了副作用）就让人觉得有些不大厚道了。

　　无论如何，氯丙嗪已经完全改变了全世界精神卫生保健体系的版图。

　　截至 1964 年，全球总共约 5000 万人曾经使用过氯丙嗪。[9]它是数十年来用于治疗所谓的精神分裂症的常规药物。在英国，它为关闭那些常年开放的大型精神病院起了重要作用，也为在20世纪60—70年代提出的去机构化的国家政策铺平了道路，推动了精神卫生服务机构向小型医院和社区服务演变，从而使精神卫生服务体系变成了如今的形态。

在20世纪90年代末，当我第一次走进一家以社区为基础的精神科病房，氯丙嗪及其他所谓的"第一代"抗精神病药物的使用（诸如氟哌啶醇，主要用于使饱受精神痛苦且具备攻击行为患者"快速镇定"）正在减少，取而代之的是"第二代"抗精神病药物。

新药的开发总会让人信心倍增（至少市场宣传的内容是乐观的），不是因为新药的疗效注定更加有效，而是因为新药看起来会产生更少的锥体外系反应。然而，在药品问世之后，一切变得明朗，它们仍旧会产生一些反应，诸如迟发性运动障碍，还有一大堆既讨厌又危险的症状，最常见的包括焦虑、唾液分泌增多、嗜睡、消化不良、心神不安、便秘、头晕、恶心、胃痛、肠胃不适、眩晕、口干、疲惫、头痛、睡眠障碍、呕吐、体重增加，还有与之相关的并发症，例如糖尿病和心脏病。

我们在书中已经遇到过几种第二代抗精神病药物了，这其中包括克莱尔的儿子乔试过的所有药物。克莱尔最终认为，这些药物应该对乔死前身体和精神状态的衰退负主要责任。

所以，这就是令事情变得复杂的地方，因为如果你去听另一个人的故事，比如自由撰稿人莫莉，我们就会收获对这些药物更为积极的反馈。

人们使用药物的第一手经验，导致了他们对于这些药物的看法大相径庭。吉姆·里德（Jim Read）20 年来一直在参与精神卫生服务的使用者与幸存者运动，他曾经得到过如下结论："当一个人讲述他的生活是如何被抗精神病药物毁掉的时候，总有一个人坚信自己的生活是被这些药物拯救的，而更多的人则处于一种茫然的状态，他们服药多年，却不知道如果没有这些药物，生活会变得更好还是更糟。"[10]

我并不太想再继续讨论这个问题。因为如果你或者你关心的人在使用这类药物，并且觉得它们管用，那么它们就是管用的。这样就好！我并不想改变你的看法。

同样地，如果你使用了这些药物，并认为它们确实对你造成了伤害，那是因为它们的确对你造成了伤害。我曾经亲眼见到那些"副作用"是如何发挥作用的，不想假装说它没有害处。

我们永远不可能达成实际经验上的一致。然而，绝大多数使用过精神卫生服务的人们所共同拥有的体验，就是他们都尝试了这些药物。"人们因为不同的问题去寻求专业的帮助，而精神科药物处方仍旧是他们所能得到的最普遍的答复，"贾斯纳·鲁索（Jasna Russo）作为一名精神卫生领域的研究者，曾经亲身体验过精神病学系统内的治疗，她写道，"当和西方世界的精神卫生服务机构发生联系的时候，没有人可以绕过那些药物使用的建议、处方甚至是强制给药的行为。"[11]

　　这也确实发生在我因为本书的写作而遇到的每一个患者身上。这也就是为什么我想对我们现今所了解的这些化学物质做一点点反思：它们是如何帮助我们的，又是如何伤害我们的，它们如何塑造了当今我们关于精神卫生和精神疾病的大部分看法。

　　关于药物疗效的讨论也有一些值得注意的地方，比如，一些很基本的问题也会有令人困惑的答案。精神药理学研究是一门黑暗的艺术。在对不同种类的第二代抗精神病药物进行疗效对比的临床试验中，90% 的实验结果会偏向那些给试验投放了赞助的公司所生产的药品。这就带来了一些令人沮丧的矛盾结果：奥氮平打败了利培酮，利培酮打败了喹硫平，而喹硫平打败了奥氮平。[12] 阅读这些研究结果就好像掉进了埃舍尔的错觉艺术。

　　另外，在发现氯丙嗪 60 多年之后，我们还是不能肯定地回答抗精神病药物是如何发挥作用的。*但如果要从某个地方讲起，就让我们把目光投向所有精神病学理论的源头：多巴胺假说。

　　抗精神病药物被使用了十多年后，人们才开始意识到它阻断了大脑中释放的多巴胺信号。这正是它们能成功治疗所谓的精神分裂症的原因（至少是大众理解中的成功），因为一些人

---

* 我在这里使用的"作用"一词的意义是，抗精神病类药物如何通过减少精神病性症状体验强度的方式，达到减少病人痛苦的预期效果。

认为，精神分裂症首先是由过量的多巴胺信号被释放所引起的。[13]

现在已经很少有人把事情想得如此简单了，早期的多巴胺假说已经被弃之不用。但这是一个被不断迭代的理论，我所采访的大多数研究者和学者都相信多巴胺在精神病性症状体验和药物治疗上起着至关重要的作用。因此，一系列问题随之而来。过量的多巴胺信号是如何表现为精神病性症状体验的呢？还有——

"嘘，听，你能听到声音吗？"

我再一次在伦敦精神病学研究所里见到了精神分裂症研究专家罗宾·默里教授。他打断了我关于多巴胺的问题，因为他突然在办公室里听到奇怪的声响。

我也听到了。

"嘶嘶声吗？"我问。

"是的。"他看起来有些不安，"你觉得那是什么？"

有那么一秒钟，我奇怪我们为什么要管这个。然后我想到可能是空调系统发出的声音。"多巴胺是一种神经递质，它可以做几件事情，"默里教授解释道，"简单来说，多巴胺与人的快乐感受相关。这就是为什么人们会服用像苯丙胺*这类的药物，目的就是提高多巴胺水平。但多巴胺也参与人的认知活动。你的多巴胺水平越高，你周围发生的事情就越吸引你的注

---

*　一种中枢神经刺激剂、抗抑郁药，因静脉注射具有成瘾性，而被列为毒品。——编者注

意。如果你的大脑里有过多的多巴胺，然后你听到了一些声音，空调的或者其他什么的，声音就会变得异常突出，特别容易吸引你的注意。"

人类不太擅长同时关注一种以上事物（事实上，没有动物擅长），有理论指出，多巴胺在指引我们的注意力方面起着关键作用，它将注意力导向与我们关系密切的事物，然后持续过滤掉大量无关事物。而多巴胺的系统失调则会使很多司空见惯的事件——空调发出的声音，陌生人横穿马路的画面，广播里播放的一首歌曲，邻居家传来的争吵声，报刊的标题，或者天空中移动的云朵，以及那拂面的微风——抵达意识层面，让我们觉得它们值得关注，值得投入与电话铃声或者消防警报同样的注意力。这就意味着如果所有这些刺激对我们来说同样显著，难分伯仲，我们就开始推断它们都与我们相关，也就导致了我们要么躁狂（我是个非常重要的人），要么偏执（整个世界的人都是来抓我的）。

这一切又和抗精神病药物有什么关系呢？

就像我刚刚说到的，这些化学物质的主要作用是阻断大脑中特定的多巴胺受体，从而可以让"异常的显著性"不再那么显著，并且打消了与之相关的具有精神病性特征的想法。[14]

直观来看，这是个不错的理论，但也有漏洞。我之前稍微提过一个主要漏洞——娱乐性毒品，诸如摇头丸、苯丙胺和可卡因都会在大脑中制造一场多巴胺的焰火表演，但是（总体上）

这些药物不会让使用者质疑自己的理智，只会带给他们美妙的感受。

如果长此以往，对这些兴奋剂上瘾的人就会患上偏执型精神病。然而，这就形成了一个悖论，事情演变到患上精神病的阶段，兴奋剂却只能释放少量的多巴胺，与一开始令人振奋的多巴胺爆炸比起来，简直少得可怜。"多巴胺假说，"罗宾·默里和他的同事保罗·莫里森在文章中写道，"把兴奋剂的急性与慢性药理学割裂开来，这是有问题的。"[15]

另外，还有一点也值得强调，即所谓的精神分裂症的多巴胺理论，不能离开我之前讨论过的社会和心理因素而孤立存在。我们知道的诸如童年虐待或迁徙等压力性生活事件，会导致大脑合成更多的多巴胺。再者，伴随着精神病性的信念而产生的压力和焦虑，以及由于患上精神病所导致的令人恐惧的后果，诸如强制入院等，都会造成多巴胺进一步释放。[16]上述结论会指向多巴胺假说的另一个问题："在一项小型研究中，研究者把急性期发作的精神病患者与"健康人群"的大脑活动进行比较，最后却没有发现精神病患者多巴胺水平显著升高的确凿证据。这两组人群之间应该有很大差异，显然不仅仅是精神病性思维的存在与否这么简单，尤其是实验组中的精神病患者比控制组中的健康人呈现出更易激惹、易焦虑，以及易感到压力的特征。可想而知，其他一些不是和精神病特别相关的因素，也许可以用来诠释多巴胺水平上的不同。[17]

目前那些只想把所谓的精神分裂症和多巴胺水平建立一种直接联系的理论过于简单化了。

然而，我们可以知道的是，由抗精神病药物引起的多巴胺抑制，一定和我之前描述的锥体外系反应有关。这就引得一些学者做出了更严峻的解读：抗精神病药物精确完成了多巴胺抑制，原因就在于这些药物引发了帕金森综合征，药物最严重的"副作用"不仅体现在躯体症状上，还包括帕金森病才有的心理症状，诸如情感迟钝、兴趣减弱和感情淡漠。[18]

"有一点我们一定要了解，"乔安娜·蒙克里夫博士解释说，"我们为精神疾病开具的处方药是改变心智的药物。请不要把它单纯地理解为救治你疾病的药物，它其实是通过诱导你进入一种中毒状态进而改变你的行为和思维。"

你应该记得乔安娜·蒙克里夫，之前我们在讨论许多所谓的精神疾病的病因时提到过她。她是精神病治疗药物领域的专家，一直关注着公众对此类药物的很多误解——这种误解不只存在于公众之中，也存在于很多开具处方和管理药品的从业人员之中。

当我们谈论抗抑郁药物和抗精神病药物的时候，乔安娜·蒙克里夫将之与酒精做比较。"人们经常会说借酒浇愁，"她说道，"所以药物有时候就像酒精一样，会改变你的情绪状态。我们从没觉得酒精会对抑郁情绪的生物化学基础施加影响，但是，我们会认为酒精的特性绝对会改变你此刻的情绪感受。"

这就是蒙克里夫博士（以及很多其他研究者）为什么不

喜欢将这些药物称为"抗抑郁药物"和"抗精神病药物"的原因。他们认为这种称谓误导了人们对药物的印象，以为这些化学合成物会以抑郁症和精神病为特定标的，就像抗生素是以细菌感染中的微生物为标的一样。如果你是这么理解这些药物的，那你已经被误导了。

据蒙克里夫的解释，抗精神病药物可以理解为一种"钝器"。它们压制了一系列的精神活动，当然也包括妄想信念在内的很多想法。

"对于患者而言，这其实是一个困难的处境，"蒙克里夫承认，"它是一个极其困难的处境，原因在于，一方面药物对于症状的压制是有效的，而另一方面人们为此付出的代价也是惨痛的。它们是一些糟糕的药物。令人更难过的是，当人们习惯这些药物的时候就会忘记药物本身是多么糟糕。人们会想：我的天哪，你不记得拥有强烈的情绪，以及感受事物的感觉了吗？因为这是人们在第一次服药时经常表达的情绪，他们恨这种感受，恨这情感麻木的状态。但是，当真正变得情感淡漠的时候，他们就不再关心情感淡漠这回事儿了。"

对抗精神病药物最深切的恐惧，是最难以进行调查研究的内容。这里有很多技术性的要求，但是它也非常重要，而且当下它并不是有关抗精神病药物的主流议题中的一部分，尽管我交流过的每一个专家都承认它绝对值得给予足够关注。

这个议题被称为"多巴胺超敏性"。想搞清楚它到底是什么，我们先要了解一件至关重要的事，抗精神病类药物实际上并不能减少大脑中的多巴胺合成。药物只是阻断了大脑中的一种多巴胺受体——多巴胺受体 D2，从而使多巴胺不能再发挥它的作用。但是现在我们知道，当人们长时间使用抗精神病药物后，大脑会在多巴胺受体被阻断的地方生成更多的受体，以作为对药物的回应。

如果人们决定停药的话，出现的首个问题就是多巴胺受体不仅不再被阻断，反而有更多的受体投入到之前的功能中来（因此发生"超过敏"）。

因为这个原因，我们也许会认为，人们一旦开始使用这些药物，就不应该停药，这样他们复发的风险就会相应减少，然而事情要比我们想象的复杂得多。随着多巴胺受体 D2 的增加，抗精神病药物的阻断效果自然下降。我们知道很多人非常老实地按照处方服药，甚至增大药物剂量以应对多巴胺超过敏，但是他们仍然难逃精神疾病复发的结局。这里就出现了一个关键问题：和那些从来没有服用过抗精神病药物的人相比，长期服药的人最终复发的风险会更高吗？

"回答这个问题的难点在于我们不可能检测它，"罗宾·默里教授解释道，"如果做这样的研究，我们需要精神病患者被随机分配到不接受药物治疗的一组。没有哪一个伦理委员会会允许这样的实验。对于首次发作的精神病患者，你不可能不给他们抗精神病的药物。"

在精神病信号首次出现的时候是否应该让患者立刻使用药物，我们针对这个问题所做出的决定，在过去 20 年的时间里也随着文化的变迁发生着变化。

回想当年我做护士的时候，我们当然会给患者发一堆药，但是如果是首次入院治疗的患者，我们通常的做法是在决定给药前等几个星期。这样做是想看一看，患者是否可以在安全的环境中将自己的情绪稳定下来。

现在已经没有这种做法了。历届英国政府都缩减了精神卫生服务系统的预算，这就意味着只有那些已经深受精神疾病困扰的人们，才会得到一张医院的床位，而同时他们又需要尽快出院——经常需要在有意义的康复发生之前就离开医院。[19] 医院周转运作的压力导致我们没有时间和金钱去等待患者的好转或者康复，更不会去考察患者在入院时到底需不需要服用药物。"如果想让患者赶快出院，你会怎么做？"乔安娜·蒙克里夫问我，"自然是让他们吃药吃到吐。那是你唯一的选择。现在大家就是这样做的。"

另外，上述现实的制约又有了理论的加持，该理论认为，精神病患者开始药物治疗的时间越晚，它的远期效果越差。这一说法实际上是理论上的倒退，它再次将精神分裂症视为逐渐恶化的脑部疾病。这一观点本已饱受质疑，但是核磁共振成像扫描又为它提供了依据，扫描结果显示，罹患精神分裂症多年的患者的脑皮质体积会减少（准确地说是大脑灰质在萎缩）。由此得到的结论是，随着时间的推移，精神分裂症会引发渐行性脑萎缩。

当然，这些进行了大脑扫描的人们不仅被诊断为精神分裂症，还常年服用抗精神病的药物。

在我们见过的许多矛盾且讽刺的研究结论之中，有一项结论尤其让人害怕，此结论来自一项对灵长类动物恒河猴的研究——在实验中恒河猴被长期给予第一代和第二代抗精神病的药物，之后通过扫描其大脑发现，恒河猴的脑组织也出现了萎缩。由此来看，精神分裂症确诊患者的脑萎缩不是由精神分裂症造成的，而是由医治精神分裂症的药物引发的。[20]

尽管有这些发现，但是出于精神病首次服药时间越晚，预后越差的担忧，在世纪之交，"精神病早期干预"的服务团队在美国、加拿大、澳大利亚及大部分欧洲国家建立了起来。[21]在英国，此举也影响了临床实践政策的制定（即英国国家卫生和临床示范研究所的 NICE 临床实践指南），临床实践指南要求首次发作精神病的成人，必须在转诊到早期干预服务部门的两个星期之内开始治疗。[22]

我想澄清一点，我没有要批评临床实践指南的意思。如果我的亲人爱人正在挣扎着和现实世界脱离，我毫不怀疑自己一定吓得半死，希望他们立刻去见精神科专家。

以我对早期干预团队的了解，他们并不会在任何情况下都选择直接取药，他们的治疗方案也囊括了不同流派的谈话疗法。事实上，这些服务团队也是在巨大的压力之下运作的。他们不得不让患者快速进入治疗程序，而最迅速简单的治疗形式永远都是处方药片。

　　"于是，大家达成了错误的共识，即人们必须服用药物以预防精神病的复发，"蒙克里夫继续说道，"你去看一看抗精神病的药物试验，其实我们并没有关于到底什么是'复发'的一致定义。很多时候，他们看到症状的轻微加剧，其实只是症状上的轻微波动。我们需要搞清楚的一点是，给人们长期服用抗精神病的药物是否会增加精神病复发的风险。弄清楚这一点真的、真的很重要。我认为，对一些一生中仅有为数不多的几次精神病发作经历的人们而言，长期服用药物真的会让他们整体的健康状态变得更加糟糕。"

———————

　　尽管我在前面讲述了很多所谓的抗精神病药物的潜在危险和局限性，但我对于此类药物的个人看法仍然是，它们确实帮助了很多人。

　　当我还是一名精神科护士的时候，我见证了少数人的生活因为这些药物而得到了积极的转变。有时候，短短几天时间，我就能看到他们从那些黑暗遥远的迷失之地，重返正常的人间生活。我可以看见他们眼中的一切在发生的变化，世界逐渐清晰具体，也可以感受到他们在变化发生后的那份释然。我看到人们被拯救的过程。

　　这里没有任何的浪漫渲染。

这都是我亲眼所见。

但是，阿密特的情况并不是这样的。

"我必须求你们吗？"当我们进入他的房间时，他这样问我们。

即使他乞求了，他之后的遭遇也不会发生任何改变。我们已经做了决定。当我给他注射药物的时候，手一直在发抖，即使在我取下用过的针头，把注射器送回门诊，然后对注射器进行安全消毒处理，并且在药物表格上签名的时候，我的手也没有停止过抖动。

如果我是当日轮班的主管护士，我会把阿密特列为"密切关注"的对象——这意味着每隔15分钟就会有一个护士去查看阿密特的情况，确保他是安全的。很多时候我都会亲自沿着走廊走到他的房间门口，抬起他门上的观察板，向里面张望。

他整天都瘫倒在床上，把脸埋进床垫，默默流泪。

我很清楚，精神科医生和其他从业人员在做出患者是否开始使用药物的决定时需要非常慎重。同时，我曾采访过的一位学者谈道："在何时停药的问题上，人们对于可以停药的迹象判断也存在认知上的巨大鸿沟。"

这是可以理解的。大型的抗精神病药物的研究都是由药厂赞助的。那么，人们把关注的焦点放在何时开始服药，而不是何时停止服药上面，也就不足为奇了。精神卫生从业人员应该帮助人们尽快安全地摆脱抗精神病药物的控制，而不是一味地听任当前临床实践的习惯安排。

自然，还是会有一些人可以从服用的药物中获利，因为药物可以帮助他们抑制那些长期存在的痛苦体验。选择服用药物，还可以帮助这些人的亲人们减轻痛苦，因为他们可以不用再为所爱之人的病痛而忧心劳神。即便是这种情况，我们也必须清醒地知道这些药物实际上是会让人中毒的物质，同时了解它们自带的局限性和长期使用的潜在风险。

精神卫生从业人员所犯的最大错误就是会假定所有人都面临同样的优先级，即精神病所引起的精神痛苦和药物所带来的负面影响相比，前者是应该优先被解决的问题。但是对某些人而言，精神病性症状所带来的痛苦要好过服用化学药品所付出的代价，他们更愿意选择忍受前者。

现在让我们考虑一个所有人多多少少都会体验到的现象：幻觉。

让我们来认识一位经常有幻听体验的精神科护士。

掌管钥匙的人，接受管理的人以及他们听到的声音

6 岁时，我印象中的爸爸高大威猛，他在战斗中所向披靡。爸爸给我订阅了《超凡蜘蛛侠》(*The Amazing Spiderman*) 连环漫画的第一期。之后的每个星期，我都可以听见门上的信箱盒盖"啪"的一声关上，还有东西掉到垫子上的声音，我知道是漫画的下一期到了。有一次爸爸把他的直升机头戴式耳机递给我，然后就去忙别的了。在扮演他的时候，我把耳机弄坏了。爸爸知道后看起来有些失望，但是并没有生气。这种失望感我一直都记得，并且用它来填补他不在我身边时的空虚感，它贯穿着我的记忆，把无数时光捆绑在一起，挤压我、折磨我、打垮我，直到现在都是如此。

——节选自受访者自我反思的文章

当贾斯伯用"太好了"来描述他20年前看过的医生时，我对他的描述一点儿都不感到惊讶。在我和贾斯伯交谈的这段时间，我注意到他非常善于发现每个人身上的闪光点。我不知道他是否是刻意这样做的，反正我没看出他的刻意。从他的视角来看，人性都是美好的。我突然意识到，他的这种性格在他的工作中其实非常有用。贾斯伯是一家专项医疗服务机构的高级护士，他服务的对象都是一些饱受精神病性症状体验困扰的人们，这些人要么极有可能伤害自己，要么就会给他人带来严重的伤害，不仅伤害他人的身体，还会威胁别人的生命。

"他真的非常好，"贾斯伯用一种安静的，近乎虔诚的语调告诉我，"他的风格很嬉皮士，经常穿着夏威夷风格的花衬衫。他从来不和我提我的医学诊断，我从来没有得到过任何诊断报告，也没吃过药。我不是说这些东西不管用，但是我不是靠它们康复的。"

另一位医生，另一天，贾斯伯讲述自己的另一段故事。我们很容易想到他被诊断为精神分裂症。

在精神病学评估过后，贾斯伯曾经和他的医生讨论过评估结果。对贾斯伯来说，这是一段相当模糊的记忆，但是这可以理解。在18、19岁以及20岁出头的年纪，贾斯伯变得极度偏执。父母常年旅居海外，他要独自生活，尽可能地支付各种生活账单，并且把他们在英国的家安置得井井有条。

贾斯伯的父亲在军队工作，他从小就跟着父亲在不同的军事基地间转来转去。不固定的生活环境让他很难收获真正的友谊或情感支持。为了支付生活费用，他不得不在肉类加工厂和造船厂打工。下班后，他就会回到那个家。"那是座很大的房子，"贾斯伯回忆着，"一座巨大老旧的维多利亚时代的建筑，有一个1/3英亩*的花园。"他摇了摇头，显然猜中了我的想法："这房子听起来很奢华，在后院还有一个游泳池，但是其实已经破败不堪，完全弃置不用了。我把单人床放在父母卧室的一角，我就睡在他们的卧室里。除去我的床，整间屋子空荡荡的，只有我在这间空旷寒冷的屋子的角落里坐着。我那时经常头疼得厉害。"

贾斯伯避免看向窗外，因为他可以听到隔壁建筑里的人们正在谈论他，那些人在散播关于他的谣言。他能捕捉到别人交流的只言片语，然后用自己最为担忧的事情填补余下的空白。窃窃私语者，贾斯伯现在这样称呼这些人，这个称呼可以帮自己和旁人搞清楚这些人带来的影响。但是在以前，贾斯伯并没有这样称呼过他们，而且也没想过这些人有可能是不存在的。

也许想这个词并不准确，他根本没感觉到这些人有可能是不存在的。

"我是一个很理性的人，"贾斯伯说道，"我经常奇怪为什么我不能用自己经常用到的那些逻辑去思考一下听到的声音。为什么不好好想一想，我不可能听到别人在其他建筑里面的谈话。思来想去，我能得到的没什么根据的结论就是，这些体验

---

* 1 英亩 ≈ 4046.86 平方米。

都是情绪化的，没什么逻辑性，而这些体验产生背后的原因就更加情绪化了。"

当了解到贾斯伯第一次听到这些声音时的处境，我就理解了贾斯伯和他听到的声音之间那情绪化又不容置疑的关系。

他那时 6 岁。

"很多在精神卫生领域工作的人存在这样的误解，即对一个人而言，第一次听到声音的时刻是至关重要的，而事实并不总是这样，"贾斯伯说道，"也许对某些人是这样，但对我不是，我那时并没有在意过它。孩子是很容易接受新事物的，不是吗？我觉得这声音没什么不同，也没什么不正常，就是我没体验过的新事物而已。"

那声音是蜘蛛侠的，或者更准确地说，是彼得·帕克（Peter Parker）的。当和我讲起这些的时候，贾斯伯变得支支吾吾，眼神游离。他已经快 50 岁了，有妻子和 3 个孩子，也有让人生充满意义的事业。我们的交谈是在他和他妻子自己装修的房子里进行的。换句话说，他已经是个成年人了。当和另一位成年人谈起自己和一个漫画人物的某种联系时，他感到很难为情。

"我有其他朋友的，"他很想让我相信这一点，"但是我们经常搬家。在军事基地建立的友谊总是短暂的。来得快，去得也快。但是彼得·帕克总在那里。他比我年长，我有些崇拜他，而且我真认为自己拥有蜘蛛侠的感觉。我不能准确地说是什么时候发生的，但是有一次印象特别深刻。那是在我的生日聚会上，不记得是 6 岁还是 7 岁的生日，我让妈妈邀请一个我那时很喜欢的女孩儿来参加生日会。我记得自己坐在台阶上等着她，然后蜘蛛侠才有的感觉突然出现了：她不会来的，她不会来的。随后感觉应验了，她真的没有来。这就是我能回忆起来的最具体的例子，已经是很久之前的事了。"

尽管贾斯伯把最初的体验认作一个声音，但是我告诉他，他的描述更像是一种感觉或者直觉。那也许是突然闯进来的一个想法，一个灵感？这种说法合理吗？

"这是一种知道有什么东西在那儿的感觉，但不像其他东西那样可以碰得到摸得着，"贾斯伯告诉我，"一开始，这是一种类似朋友的感觉。有一个人或者某样事物可以给我持续的支持和陪伴。我觉得不能把它描述为一种想法，但是确实和我的其他体验没有什么区别。"

这和几年之后贾斯伯再听到的声音也没什么区别，那时他 9 岁。

他父亲被派遣海外，母亲随行。最后父母决定让贾斯伯留在英国，入读寄宿学校。他记得一家人坐在一起讨论这件事，也记得自己特别希望让父母为这个决定而感到安心。"我当时知道父母想让我表达我很满意这个决定，我想去那个学校，"他解释道，"于是我就是这么跟他们说的。"

一天，贾斯伯被送去了学校。在和父母分别的时候，一个学校职员必须按住他，才能避免他冲向自己即将离去的父母，贾斯伯的母亲也控制不住地一直掉眼泪。那一夜，贾斯伯和其他寄宿生一样睡在宿舍里。他此时说起祖母给他缝制的一件睡衣，他的祖母是一个很有天赋的裁缝，他崇拜她胜过崇拜世界上任何一个人。她在一次工伤事故中失去了一只手的手指尖儿（远端指骨）。"但是她能用一只手做针线活儿，"贾斯伯回忆道，"她真的特别厉害。"我们说起他的祖母是有原因的。

在他来到寄宿学校第一个星期的一个早上，贾斯伯醒了，但还躺在床上，仍然出于对陌生环境的恐惧而不想动弹。

"该起来了。"贾斯伯的祖母对他说道。

他知道那不是他的祖母，但同时又有点像。特别是当她说话的时候，那熟悉、关切又充满怜悯的语调唤起了贾斯伯对祖母的所有记忆，也让他再一次体验了从祖母那里才能获得的感受：一种确定自己被宠爱和被守护的感觉，觉得自己并不孤单。

之后数年中，祖母一直在和他交流着。总是很温柔，也总是充满善意。

他有跟别人说起过她吗？

"没有，我没跟人说过。坦白讲，我从来都没想过需要和别人提这个。对我而言，这没什么不正常或者与众不同的。我觉得没必要告诉别人这些。"

我跟他讲，如果他认为别人也能听到祖母声音的话，他或许就和别人交流这件事了。

　　贾斯伯和我都是精神科护士，所以他非常清楚我为什么这么说。不知不觉间，他发现自己正在接受专业的精神状态方面的检查。

　　"如果你非要让我讲清楚，我知道她的声音是来自我的心里，"他说道，"我百分之百地知道这一点，她在我的脑子里，除了我，没人可以听见她的声音。但是当外面出现声音的时候，就是那些窃窃私语的人又出现的时候，我同样不会和别人说什么的。因为我当时完全被这些声音淹没了。"

　　之后，贾斯伯听到的声音发生了某种变化。它们从安慰的源泉、陪伴、指引、看护变成了触发痛苦的催化剂。那些痛恨贾斯伯的人的声音，从敞开的窗户飘进来，从墙壁的缝隙涌进来。

　　我发现这些声音的变化源于贾斯伯青少年时期发生的一件事。那时他正在英国读中学的最后两年。贾斯伯跟我讲了一些他不愿在此记述的事情，出于对他人的礼貌和尊重，所以不愿我在此透露只言片语。这很合理。在我看来最为重要的是事件留给他的感受，他感到羞耻与懊恼，而这种羞耻和懊恼是难以用未来的岁月去修复和补偿的，他会迷失在这样的未来里。我告诉他这不是他的错，就因为不是，所以不能去责怪任何人。事情发生了，就是发生了。

　　"我没法把事件还原到它发生的背景去考虑，这么做并不管用。"他说道。

事实上，我并不同意他的观点，我认为背景是一切。但事情就是这样，就像这个世界上很多善良的人一样，贾斯伯把最严厉的指责留给了自己。

> 起初这些声音来自我认识的人们，听到的也只是一些悄悄话，走廊里、门外面、我刚路过的厨房。然后声音开始从我不认识的人那里传出来。透过窗户我可以看见的办公室里的人们，火车上坐在我身后或者站在车厢尽头的人们，大街上的人们，全部对我的偏执指指点点，对我的不自信讥笑嘲弄，肆无忌惮地碾压我所剩无几的尊严。

之后的五年，贾斯伯修完了历史学和民权运动的学位，但是窃窃私语者从未远离。当然，它们也不是总在那里。

贾斯伯提起天平和平衡：天平的一边是稳定因素，另一边是不稳定因素。尽管大学不是个容易的地方，但他的确在这里收获了有力的友谊支持。生活稳定了下来，那些声音也不那么突兀了，他也感觉轻松了一些。

毕业之后的岁月，他又回到了父母那栋斑驳的房子里独自居住，天平的另一头又翘了起来。

我之前已经说过，虽然贾斯伯没什么朋友，但是他还是可以找到支持他的人——他的祖母，现实中的那个。她住在隔了他几条街的地方，贾斯伯总想离她近一点儿。但是，这实施起来有些困难，因为他的祖母这时候患了阿尔茨海默病。他们经常一起打牌。"她过去是个行家，"贾斯伯告诉我，"圣诞节的牌局上，她能赚所有人的钱！但是现在她竟然忘了怎么出牌，或者要玩个三四局才能想起来怎么打。我父母都在国外，我和我在中学、大学的朋友圈都失去了联系。现在，祖母好像又离我越来越远，我的生活一下子支离破碎了，我也真的开始挺不住了。"

> 最坏的时候，窃窃私语者围绕在我的周围，既不停歇，也不退缩，一星期有 7 天，每天有 24 个小时。我记得在自己 20 岁出头的时候曾经跌跌绊绊地走过一处住宅区，然后听到那些窃窃私语的声音从这片住宅的每一间厨房、每一间客厅里传出来，仿佛要将我瞬间毁灭。

贾斯伯开始出现了偏头痛，他离群索居，无法照料自己。"我甚至不能外出购物，"他告诉我，"我对外出感到恐惧。"

于是一天早上，贾斯伯仍躺在床上，他不敢起床。突然之间，如同多年前曾发生在他身上的一样，祖母的声音又出现了。"和之前又不太一样，"他解释道，"这次的声音要大得多。就像某个人把收音机的音量调到了最大，我也不知道她为什么要讲得这么大声。"

尽管调高了音量，但是关怀的语气一点儿没变，总算有个人在看护他了。这个声音再一次告诉他，是时候起床了，到时间了。

不久之后，贾斯伯因为偏头痛的问题去看了医生。这位医生就是穿着夏威夷式花衬衫，让贾斯伯赞不绝口的那位。贾斯伯不大记得他们第一次见面时都说了些什么，但是我们可以推测，医生肯定怀疑贾斯伯的问题不只限于偏头痛，因为他之后被介绍到一家当地的精神卫生日间医院去做精神病学的评估。

贾斯伯并没有被特别介绍到精神卫生服务机构去接受治疗。"那个时候我并不知道竟然会存在这样一个行业，竟然有一个医疗保障领域会将人的体验和感受视为疾病。在当时，我从直觉上觉得这个行业有问题。"

我之前说过，贾斯伯是那种喜欢挖掘别人身上闪光点的人。事实上，他此刻在绞尽脑汁想一些褒义词去描述第一次给他做评估的那位"精神科护士界的肌肉达人"。贾斯伯记得那些冷静客观、带有冒犯性且毫无体系的评估问题。他也记得自己尽量简短地说出答案，想要说得越少越好。他当时很想表达自己的困惑，但同时又不想表现得那么敏感。他从没有谈到，自己所看到的在房间角落里的摄像头，是他觉得用来监视自己的设备。他也没说起，自己曾经有些一闪即过的念头，包括认为自己是吉姆·莫里森（Jim Morrison）、上帝或者某个卧底。他也从没有提及上大学的时候，他曾一度认为只要一直注视着课堂上的老师，就能改变那位老师正在说的话。

但是，无论他在评估中讲没讲自己的这些想法，医生最后还是收到了一封附带着与精神病和偏执妄想相关的标准问题的信。

　　一星期后，贾斯伯再次去找那位医生，在他的咨询室，他们一起看了那封信。等看完信，医生说道："哦，我们并不需要这个评估结论，对吗？"他随即把信放到了一边。上面的内容从来没出现在贾斯伯的诊疗记录里。

　　"他真是个很棒的医生，"贾斯伯说道，"现在回想起来，我觉得他自己可能也经历过某些类似的问题，他了解这些，所以不想让我也深陷到那个系统里面去。"

　　另一天，另一个故事。

　　贾斯伯又被转介回那家精神卫生日间医院接受门诊治疗。他每周都会和一位社区精神科护士见面，这位护士被贾斯伯描述为自己的第一位职业偶像。

　　我问他和那位护士都谈些什么。

　　"我隐隐约约记得和他讲述我那些偏执的想法。我想不起和他讨论的具体内容，但仍记得和他交谈时所获得的那份抚慰与安全感，和他的交流从不会让我感到有什么负担。也从来没觉得必须要聊些什么，但是如果我想聊什么，都可以放心地聊。"

　　贾斯伯也见过一位专门从事心理治疗的护士。"我们花了很多时间静坐，"他回忆道，"听起来挺奇怪的，但是对我有帮助，这种治疗方式让我只需沉浸在自己的世界之中，即使有他人在场，也可以什么都不说。"

在精神病的治疗领域，心理治疗的有效性问题一直是个热议话题。我在书里曾经多次讨论过一个一直存在的理论分歧：一方对极端精神痛苦的生物医学观点持批判态度，而另一方则努力捍卫着精神疾病的生物医学视角。这种分歧在心理治疗被搬上台面后，就愈发显著。

贾斯伯基于已经发表的和正在进行的研究表达了他的观点，他的研究关注的是一些病情极为复杂的病人。

"认知行为疗法对于精神病而言不是灵丹妙药，"他开始说道，"但它毫无疑问是有帮助的。拿它与抗精神病的药物做比较是错误的，原因在于它们根本是不同的东西。认知行为疗法不是准精神抑制剂，如果你简单地测试认知行为疗法对于减轻精神病性症状的作用——药物最终需要被测试的指标——那么你就不能弄清楚认知行为疗法到底在做什么。"

那它到底是做什么的？

"基本上，一个人的症状表现不会有太大的改变。针对精神病的认知行为疗法不会让患者摆脱症状，从症状表现的频率来看，它们有时也没有什么变化。然而，认知行为疗法能够带来的改变是一个人与症状之间的关系。如果他们听到了充满敌意的声音，便不再为此感到痛苦。他们比这些症状更有力量。这是个不小的进步。设想一下，如果你在校内、操场受到欺负，你为此感到难过，对其他一切事情都提不起兴致。但是我可以帮助你从另一种角度看待欺负你的人。因为如果别人不能伤害到你，他就不能改变你的生活，也不能对你的人生施加负面的

影响。欺负你的人还会在那儿。也许那些人将来还会欺负你，
但是你已经不再感到困扰了。你能够更好地保护自己了。这就
是认知行为疗法做的事情。所以，它是否有用取决于你通过什
么样的视角去看待它。如果你从传统医学角度去审视它的话，
它确实没什么效果，因为传统医学的视角把症状的改善视为当
务之急，尽管传统医学经常也达不到自己设定的标准。但是如
果你从减轻抑郁情绪，提高生活质量，改善人们与症状体验的
关系角度来看，认知行为疗法确实是有效的。"

　　这是贾斯伯的观点，而我深以为然，尤其认知行为疗法已
经经历了精神病学领域里最严酷的考验，并且治疗过极度痛苦
和状态极其糟糕的病人。

　　贾斯伯从一个生活几乎被幻听彻底毁掉的患者，变成了一
个专门帮助他人应对幻听的高级护士，这样的转变为他开启了
人生一场重要的旅程。

　　"我想成为一名精神科护士的原因之一在于，我想了解给
我做评估的人为什么要问我那些问题，"他说道，"成为一名
护士，是了解这个行业的一种方式，我想看看自己是否应该信
任这个行业，以及我是否理解这个行业的意义。因为第一次精
神病学评估带给了我太多的困惑。"

　　和我及其他护士一样，贾斯伯也换了几次工作环境，他
的职业生涯最后主要倾注在了最难做出改变的领域：司法服务
领域。这个领域经常被视为生物医学方法的最后一个坚实的堡

垒。十年前，当贾斯伯准备筹备一个由患者主导的幻听支持小组时*，他的想法并没有得到任何回应。我们这儿不需要做这种事儿。七年之后这一组织总算得以建立。最近，这个小组还得了创新奖。"小组的建立旨在让人们得到更多的支持，不再孤独地应对幻听的问题，"贾斯伯解释道，"这意味着人们不会按照幻听的指示采取行动，特别是那些告诉他们伤害自己或他人的声音。"

在和该小组负责人及专项医疗服务机构报备之后，贾斯伯邀请我参加了一次他们的会议。

————————

我之后会介绍这个小组，但是首先我想让你花点时间，尝试回忆一下你最后——一次产生幻觉是什么时候。

也许是当你读到上一句话的时候——如果你的大脑帮你删除了"最后"和"次"之间多出来的那个"一"。也许是当你感到手机在口袋里振动，或者听到了短信息的提示铃音，你把

————————

* 贾斯伯的这一想法实际上受到了"听声网"（Hearing Voices Network, HVN）的启发，这是一个英国全国性自助团体，由幻听者维护运行，且为团体内成员提供支持和服务。尽管在文字材料中，没有明显的反对精神病学的描述，但是，听声网对传统精神病学的很多议题持反对的态度。他们更加强调幻听者所听到的声音的内容（而不是单纯关注声音存在与否），并且尊重每一个幻听者对于自己所听到声音的理解和解释，因为这与个体为什么会拥有这些体验，以及这些体验对他们有何种意义紧密相关。

手机从口袋里拿出来查看，才发现原来根本没有新消息在等着你。

　　我可以想象得到大多数读者都会有更为明显的幻觉经历，就像贾斯伯和其他人向我描述的那些经历一样。有些读者当时也许不能认同自己的这些经历，但现在好像是一个承认自己确实产生过幻觉的好机会。另外，一些最有意思的和最具突破性的研究表明，不仅我们每个人都会有幻觉和幻听，而且它们还经常出现在我们的生活之中。

　　"大多数的感知是被控制住的幻觉。"耶鲁医学院的菲利普·科利特（Philip Corlett）博士这么解释道。他被认为是推动关于幻觉的神经科学研究的先驱。"我们存在一个对感知的误区，"菲利普·科利特博士继续说道，"大家普遍认为我们一直以来都是笨手笨脚的，只知道通过感官来被动地接收外界信息，更像一台摄影机。但是事实上，我们早就明白了感知的过程更多的是合成的和创造的过程。大脑具有生成性（generative），它根据我们过往的经验不断地预测即将发生的事情。我们的所见所闻不仅来源于通过我们的感官形成的信息，也来自大脑预测及再加工的过程。"

　　我在这里举一个简单的例子来解释大脑如何填补视觉经验之外的空白。我们的视神经和视网膜联结的地方并不存在能感知光线的视杆细胞和视锥细胞，因此这里就形成了一个盲点。当你阅读这本书时，你视野中的一部分并不能直接用眼睛看到。但是，那部分信息却被生成了，它们的存在完全是因为你的大脑期望它们在那里。如果我们将幻觉定义为没有外部刺激的感知（我们很难用别的什么来定义幻觉），那么上面的例子就是你的小小幻觉在发挥作用的时刻，此刻它帮了大忙。

这还没有结束。为确保我们的安全，大脑必须不断地生成信息，而这些信息在我们看来是由感官而生的。

我们在前文举过一个例子来讨论妄想，而科利特博士此时举了一个类似的例子。想象一下，你独自一人在夜间走过一条漆黑的小巷。此时你感到不安，甚至恐惧。如果在此情境下你听到一个模糊的噪音在身后响起，至少在那一瞬间，你的大脑会将它理解成，跟踪你的脚步声。"当你的感知出现悬而不决的困境时，幻觉就成了很有效的解决方式，"他说道，"我们对某事非常不确定的时候，一系列的预测可以帮助填充遗失的细节。将不确定的信息视为某种威胁的信号是有帮助的，对我们而言，错误的警报总比遗漏一个救命的重要预警要好得多，因为那样可能会对生存造成灾难性的后果。也许精神分裂症和精神病就是我们使用这种策略所付出的代价。幻觉当然有帮助，但是用得太多，就会出问题。"

这样的解释对一个被误解的声响或者阴影未知的晃动是说得通的。但是，如果我们听到的是一些完整表达的句子，那又是另一回事儿了。

"从神经解剖学的角度来看，我们的感知和认知，存在一个层级处理过程（hierarchy of processing），离最初级的感觉处理越远，处理过程也越抽象。"科利特博士向我解释道。

无论如何，这个过程（对我来说）确实有一点复杂，基本上，我们的每一个感觉系统——视觉、听觉、嗅觉等等，在大脑内都可以分为不同层次的活动。以视觉系统为例，在这些活动层中不同的细胞会为不同的视觉功能编码：闪光先变成轮廓，之后凸显物体的形貌，而后呈现完整的视觉信号。这是一个分层递进的过程。

"大脑中被称为枕外侧复合体的一部分值得特别关注，"科利特博士继续说，"这部分位于视觉层次架构的最上方。在这里会出现认知过程。在这一过程中，此处，会引入从其他感觉器官中获得的信息，从而帮助我们解读现有的视觉信号，其他的感觉也包括你对自我的知觉。在我看来，这里蕴含了生命的意义。"

尤其关键的是，信息在层级间的流动不是单向的，不是永远从我们的感官向上流动到认知，它其实是一个双向流动的自由过程，大脑的高级区域也会将预判的信息向下传递到感官。

我们会认为，那些复杂的幻觉（诸如听到一整句不知道谁讲的话，或者看到其他人看不到的恐怖景象）是这个系统失去平衡的结果，其中高级认知过程（依赖于我们对于世界的已有知识以及自身身处的位置）过度影响到了基础的感知过程（一个忙于将光线转化成轮廓的过程）。一种理论认为，如果这种失衡过于严重，即高级认知过程发挥了过多的作用，那么我们所看到和听到的实际上是脑子里正在思考的东西，而那些所思所想也是被我们最迫切的欲望和最深刻的恐惧所驱动的。

　　这是一个可信的理论，它可能在某种程度上填补精神病的生物学解释和创伤知情理论之间的空白。

　　怎么填补这个空白呢？

　　科利特博士解释道，我们的信念经验以及通过感官得出的结论对于周边环境中可以被感知到的不确定性非常敏感。"当可感知的不确定性升高，"他提出，"更多的噪音出现的时候，我们必须依赖之前的经验来调和这种不确定性。我们之所以想用这些理论模型来解释精神病，甚至运用模型去理解焦虑症和创伤性应激障碍，是因为我们真的讨厌发生在自己身上的任何形式的不确定性，也愿意做任何事——甚至包括体验可怕的临床症状——去调和这种不确定性。幻觉和妄想就是人们讲给自己听的故事，目的就是可以对接下来可能发生在我们身上的事情做一个更好的预测。"

　　他特别强调，生活创伤并不是出现幻觉的必要前提，但这一理论却符合"精神病的高发生率出现在有创伤经历的人群之中"的现象。"如果在你的世界观发展形成时期，你知道自己不能依靠父母的看护照料，"他举了一个简单的例子，"那么幻觉就成了一种快捷的应对方式，以处理由陌生人和陌生情景引发的大量不确定性。"

　　当然，如果关于幻觉的"预测处理"理论是正确的，那么我们可以预期当面临较少压力和较大确定性的时候，人们出现幻觉的频率会下降。这也确实是我们经常可以从幻听者的表述中听到的情况。

"如果你做一些可以帮助自己降低不确定性的事情，也许会有助于减少幻觉出现的可能性，"科利特博士提出了自己的想法，"我们经常听到有些幻听者说，听音乐对他们是有帮助的。不仅因为你会被其他的声音刺激吸引而分神，还因为这些声音刺激会构建一个空间，在这个空间里不存在那些影响你感知的不确定性。一个平和、可控的环境消弭了不确定性的作用，同时也减少了人们对可以调和不确定性的以往经验的依赖，也就帮助人们更少地听到那些曾经困扰他们的声音。同样的解释也适用于妄想。"[1]

———————

当贾斯伯和我到达医院的那天晚上，透过重重黑暗我仰视着医院外的围网。我感到胸口紧缩，就和 20 年前第一次走进非安全精神科病房的感觉一样。

但是，一迈进这座建筑里明亮、开阔的大厅，我一下子放松了许多，这里更像是医院，而不是监狱——只不过是一家明显加强了安全保障措施的医院。

贾斯伯领着我沿着回声走廊，穿过一连串上了锁的大门。我开始意识到一个事实，贾斯伯有开这些大门的钥匙，但是作为访客的我没有。虽然不害怕，但毫无疑问，我的感官会变得敏锐和高度戒备。我能想到的是，自己此刻的感受一定和这里的患者相同。

幻听援助小组（the Hearing Voices Support Group）的会议在一间光线充足、通风良好的房间里举行。我们等着患者从他们各自的病房被带来参加这次集会，然后他们一一和我做了自我介绍。他们当然知道我的到来。事实上，早在我和贾斯伯联系之前，他们中的几个人已经在医院的阅读小组活动中读过我的小说，访问作家的身份让我受宠若惊。好在这样的仪式并没有持续太久。一位患者用一段关于患者、精神科医生、一卷保鲜膜和一对睾丸的笑话替我解了围，我立刻放松了下来。我应该不会在这儿复述他的笑话，但确实挺好笑的。

我们围桌而坐——贾斯伯、我、另一位护士和八位患者，会议就此开始。我们轮流介绍了自己，然后大家用几句话描述了一下，自上次会议之后他们所听到的声音是如何给他们带来影响的。轮到贾斯伯时，他也分享了他的感受。需要说明的是，贾斯伯的生活仍然受到那些声音的影响，从未停歇。

对贾斯伯而言，这是一个意义非凡的时刻，他第一次主动把自己的经历说出来同组员分享。两年内，小组每隔几个月就会见一次面，在决定分享之前，他一直为了是否应该这么做而苦恼不已。

在业界，精神科护士是否应该向他们的患者吐露自己的个人经历一直以来是各方争论不休的话题。我觉得，在精神卫生的司法服务领域，与此相关的争论应该是最多的。"我们应该是为患者服务的，反过来肯定是不对的，"当我们第一次谈起相关话题的时候，贾斯伯这样告诉我，"帮助我并不是他们的责任。"

与此同时，在小组成立的前两年，为了让小组顺利发展，要和成员分享自己的经历是贾斯伯一直以来挥之不去的想法——这对他的患者们有好处。贾斯伯历经了数月的深思熟虑，最终在取得许可之后，决定在小组会议上分享自己的故事。

"我们围着桌子坐下，一个个轮流发言，"他解释道，"然后轮到我了。我说道：'我对你们撒了点儿谎。'然后我告诉了他们我的故事。我也讲述了一个过去几个星期我听到的声音，就像他们之前做的那样。我终于说出来了，之后就是一片沉寂，当时我想：天哪，说出去的话，如同泼出去的水，收不回来了。"

无论在那开始的几分钟里，贾斯伯感到怎样的受伤和恐惧，他的坦陈后来被证明绝对是一个正确的选择。

"那一刻，我们和他们没有差别，我们和他们也不再是掌管钥匙的人和接受管理的人。我们只是一群幻听者在讲述自己的体验，讨论着对我们有帮助的是什么，没帮助的是什么……"

会议的最后是一个传统的结束仪式，小组成员在被带回各自的封闭病房之前一一道别。大家互相碰拳，给彼此一个拥抱。无须多言，在与司法相关的情境中，护士并不参与这样的仪式。

那一天，小组成员中的一个小伙子将有力的手臂放在了贾斯伯的肩头，给了他一个拥抱。然后，他们每个人都拥抱了他。当贾斯伯告诉我这些的时候，我可以明显感觉到他仍旧被这段经历深深触动。"有意思的是，"他补充说道，"每一个人来和我拥抱的时候，都会与我保持足够的距离，以避免碰到我装钥匙的腰带，避免触犯安全条例。他们知道我下班后会回家。我可以随时看到我的家人，可以去商店。我的生活不会被安全条例所左右。我拥有这些在他们看来奢侈的生活。但实质上，确实存在一些痛苦的、敏感的、暴力的人，他们真的相信自己处于危险的境地，并且需要捍卫自己的安全。或许他们正在经历一些醒龊的事情。因为工作的性质，我思维的一部分永远处于戒备状态。我关心小组的成员，如果他们中某一个人的状态在恶化，我会担心这种恶化给他带来的结果。我处在一个需要控制和约束那个人的位置。我是控制者、看护者，是掌管钥匙的人，是一位护士。他们所有人都知道这些。但事实上，当我在小组中的时候，我只是小组中的一部分。"

我参加小组会议时就给出了承诺：我不会在书中暴露医院的名字，也不会透露任何人在小组会议上所分享的任何细节。我不会带笔进来，也不会带故事出去。

所以，我再一次只带着感受离开。我将我在那个房间里获得的感受，在下文以最好的方式描述。

再次想象一下，你走过我们之前所提到的那条漆黑的小巷，突然听到了一些声音。是脚步声。你再一次专心地倾听，确定这声音不是沙沙作响的树叶。还是脚步声，总是脚步声。什么东西总在跟着你，总想伤害你。无论这是什么东西，它曾经抓住过你，而且当它曾经这样做的时候，当这件事发生的时候，过程都太过可怕，你完全不能仔细思考。这时，你向你的左边看去，有一个朋友正与你同行，朋友也能听到你身后的脚步声。在你的右边有另一位朋友，然后还有更多的朋友也陪着你向前走。

你不再是一个人。有一群人与你相伴。你们一起走过漆黑的小巷。你实际走过的路比你想象的要漫长许多，你身边弥漫的黑暗比你惧怕的要漆黑得多。但是你仍阔步向前，然后突然明白，当你们并肩前行的时候，自己的脚步声是最响亮的。

这就是我在那间屋子里的感受。

这就是我从那里带走的东西。

离开核心地带

该是我们说再见的时候了。

这是一段漫长的旅程，不是吗？至少对我来说，它一定是的。在本书的开始，我曾提到过我一度觉得写小说是一件非常困难的事情。我现在发现，写这样一本书也不容易。

那些与我见面倾谈的人们是如此真实，真实得就如同你我。他们接纳我，让我去了解他们的生活，也允许我去分享他们的人生故事。这对我而言是一种非同寻常的责任。他们开阔了我的视野，让我了解即便作为一名精神科护士也从未完全理解的事情。在做护士时，我是精神医学体系的一部分，然而，当我们探讨了什么才是对思想、感受和行为有意义的医学评估、诊断和治疗之后，我不得不需要重新评价这一体系。

我们了解到，最为痛苦的个人体验——最终被定性为某种精神障碍的个人体验——是受到人际关系和生活环境压力影响的，这与生物学上的某种变异所造成的影响同样重要。有的时候，需要"修正的"也许并不存在于个体自身之内。我们看到存在于个体自身之外的影响因素经常被那些初衷美好的反污名运动所忽视，同时，我们也思考了政府和权力机构如此热衷于反污名运动的原因。

在检视了医生所给出的精神病学诊断之后，我们意识到诊断背后所依据的科学理论从根本上就是存在缺陷的。

我们了解了基因是如何提高人们对特定疾病的易感性的。同时，我们也不能认为基因变异一定是件坏事。

我们也懂得了胎儿期或幼儿期所发生的事件如何塑造了我们的大脑结构，从而对今后的心理健康造成深远的影响，然而我们也承认，绝大多数的"精神障碍"是不能从大脑的生理结构直接观测出来的。

我们发现，诸如幻觉和妄想这样奇特的体验，不过是健康思维策略的延伸，其目的无非是确保我们自身的安全。另外，改变与这些体验的关系，可以帮助我们减少体验本身所引发的痛苦。

当仔细了解了抗精神病药物之后，我们指出，没有人能够完全理解这些化学合成物是如何发挥作用的。我们看到由这些药物导致的积极和消极作用，也关注了当今药物处方临床实践的纰漏所在。

我们见证了精神卫生服务机构是如何为人们提供支持的，也目睹了他们是如何让人们饱受困顿的。

最重要的是，我们会发现，与精神卫生世界相关的一切皆是矛盾的产物。几乎一切都在争议之中。但是，当我们花些时间，去了解阿密特、莫莉、詹姆斯、克莱尔和乔、凯特和布丽吉德，以及贾斯伯，去聆听他们的故事，我相信我们会得到一个清晰且毫无争议的事实。那就是，当我们在讨论精神疾病的时候，我们讨论的是人，是那些深受精神疾病困扰的一个个活生生的人。

我们的旅程只能到这里了。我在想着还有多少东西是我们不曾了解的。在本书的第一章，我曾将精神分裂症描述为"精神病学的核心地带"，我们可以通过探索此地，来更好地理解关于精神卫生与疾病的那些充满争议的概念。

事实证明，精神病学的核心地带是一片遍布假峰的山区。位于此处，我们的视野要比刚开始登山时更加广阔，但是离真正的群山之巅相距甚远。

尽管这里的比喻不是很恰当，但我还是愿意这样类比。我们在这里讨论的仅仅是西方世界目前所达到的登山高度，关注的是西方患者的体验、想法和应对方式。当然，也可以选择另外的登山路径，也许我们会为沿途收获的不同风景而感到惊奇。

1979 年，世界卫生组织公布了一项研究结果，这项为期五年的研究显示，发展中国家的精神分裂症患者的病程进展，要好过生活在发达工业化国家的被诊断患有精神分裂症的人群。这如同一颗难以下咽的药片（至少对那些能生产出最好的药片的国家来说，是挺难以下咽的）。之后一项为期两年跨越十国的跟进研究，得到了相同的结论。生活在欠发达国家的患者，其在发挥社会功能和病情缓解期方面都明显优于生活在拥有先进医疗资源和技术的国家中的患者。[1]

没人能解释其中的原因。还有很多亟待我们探索的地方。

但是，我确实认为，我们已经探讨了当下很多重要的议题。在第一章中，我曾让你大声说出"精神分裂症"这个词语，声音要大到别人可以听到的程度。大声说几遍，仔细感受它的意义，并且记住这种感受。我曾经让你思考一下，这个词语给你带来了怎样的想法和情绪。

如果你现在再做一遍，你的想法和情绪或许已经发生了改变。

我的也在改变。

我们刚刚讲过钥匙掌管者的故事。从某种意义上来说，我们其实都是钥匙的掌管者，不是吗？我们依据着某些从未被质疑的想法和理论给人们下着定义。我们把人们禁锢在我们心中的某个角落，把门锁上，不让他们出来。有时，我们也会这样对待自己。

我希望这本书能帮你打开几个锁。尽管我在这里做的，还远远不能帮你们把门彻底推开。这个过程需要更多的人加入更多的话题交流中来。

　　我现在所希望的就是你——是的，是你！——带着我们在这里开启的对话，继续与他人进行交流。

　　这事关我们所有人。

　　认真地交流与仔细地聆听，可以帮我们彻底打开这些门。在门打开之后，我们还会有什么发现呢？

　　这只是开始。

致　谢

本书得以成书离不开那些与我分享人生故事的人们。有些故事在书中记述，而有些虽未诉诸笔端，却让我学到了知识，得到了领悟，带给我难以估量的收获。因为一些故事提供者的名字已经被更改（如果在这里感谢这些假名字，也会让人感到有些奇怪），所以在此，我就直接表达我诚挚的谢意，诸位应该知道我在这里感谢的是谁。

我也非常感激那些与我有过信件交流的精神卫生领域的临床医生、学者和专家，虽然很多时候你们都有各自的理论主张，但毫无疑问，有一点相同，即你们都希望可以更好地了解和帮助那些正在遭受痛苦的人们。这些医生、学者和专家的名字是温迪·伯恩（Wendy Burn）、安妮·库克、菲利普·科利特、梅根·考尔斯（Megan Cowles）、安东尼·戴维、杰奎·狄龙（Jacqui Dillon）、丹尼尔·弗里曼、苏兹·盖奇、乔尔·戈尔德、萨米尔·乔哈尔（Sameer Jauhar）、多琳·约瑟夫（Doreen Joseph）、亚历克斯·兰福德、西蒙·麦卡锡 – 琼斯、乔安娜·蒙克里夫、玛莎·帕克（Martha Parker）、凡妮莎·平福尔德（Vanessa Pinfold）、约翰·里德、格雷厄姆·索尼克罗夫特、安德烈·汤姆林（André Tomlin）、阿加塔·维塔利（Agata Vitale）、杰西卡·伍利（Jessica Woolley）。

我尤其需要感谢心理学家露西·约翰斯通和约翰·麦高恩（John McGowan），以及精神病学家罗宾·默里和詹姆斯·沃尔特斯，诸位都为我提供了莫大的帮助。

多谢我的编辑卢·乔伊纳（Lou Joyner），你用你的智慧、敏锐和同情心成为此次航程的指路明灯。同时，我要向玛丽亚·加布特 – 卢塞罗（Maria Garbutt-Lucero）、约翰·格林德罗德（John Grindrod）、利比·马歇尔（Libby Marshall）、露丝·奥洛林（Ruth O'Loughlin）、安妮·欧文（Anne Owen）、苏菲·波塔斯（Sophie Portas）、大卫·伍德豪斯（David Woodhouse），以及费伯出版社（Faber）团队的其他成员致谢。当然，还要谢谢我的审稿人埃莉诺·里斯（Eleanor Rees）。

我还要感谢我的天才经理人，来自 C&W 的苏菲·兰伯特（Sophie Lambert）对我一如既往的帮助。

我感激我的父母，谢谢你们对我的写作投注了很大的热情，也感激我的孩子，谢谢你们对打扰我的写作投入了很多努力。你们都以自己的方式在帮助我。也谢谢我的岳母苏·帕克（Sue Parker）帮忙照看我的孩子们，给我赢得了很多宝贵的安心写作的时间。

　　这一路以来离不开一些亲爱的朋友们的支持和陪伴，他们是谭雅·阿塔帕图（Tanya Atapattu）、菲尔·班布里奇（Phil Bambridge）、莎拉·班布里奇（Sarah Bambridge）、马克·巴伦（Mark Barron）、凯特·巴顿（Kate Button）、罗茜·卡里克（Rosy Carrick）、本·克拉克和齐亚·克拉克（Ben and Zia Clarke）、切尔西·弗拉德（Chelsey Flood）、克雷格·弗劳尔斯（Craig Flowers）、杰米·哈里森（Jamie Harrison）、凯夫·霍金斯（Kev Hawkins）、安迪·马歇尔（Andy Marshall）、莫莉·内勒（Molly Naylor）、露丝·塞耶斯（Ruth Sayers）、波莉·韦斯顿（Polly Weston）。

　　最后，艾米莉·帕克（Emily Parker），我本可以将你的名字和前面的那些精神卫生专家的名字列在一起，但是如果那样做，没有人的名字能放在这最后属于我的挚友、爱人和英雄的位置了。

注　释

疯狂的语言（以及在我们的交流之初）

1. 此处可参考一场有趣的讨论，是关于哪一个集合名词可以最恰当地描述那些使用精神卫生服务的人，请阅读：Christmas, David M. B., and Sweeney, Angela, "Service User, Patient, Survivor or Client......Has the Time Come to Return to 'Patient'?", *British Journal of Psychiatry*, 209 (2016), 9–13。

2. Filer, N., *The Shock of the Fall*,(HarperCollins, 2013), 233.

3. Goodwin, G. M., and Geddes, J. R., "What Is the Heartland of Psychiatry?", *British Journal of Psychiatry* 191 (2007), 189–91.

4. (Psychiatrists and Psychologists Pledge to End "Bitter"Adversarial Dynamic), *Mental Health Today*, 27 November 2018.https://www.mentalhealthtoday.co.uk/news/mental-healthprofession/psychiatrists-and-psychologists-pledges-to-end-bitteradversarial-dynamic.

5. 为了描述我在精神科病房第一天的工作情况，此处引用了我在英国广播公司（BBC）第四电台所录制的纪录节目《媒体中的精神世界》（*The Mind in the Media*）。网址为：https://www.bbc.co.uk/programmes/b08hl265。

6. 艾琳·萨克斯的 TED 演讲《一段精神疾病的传奇——从内心看起》，网址为：www.ted.com/talks/elyn_saks_seeing_mental_illness/。此外，她在回忆录《我穿越疯狂的旅程：一个精神分裂症患者的故事》(*The Centre Cannot Hold*)（Hachette, 2007）中有着关于自身经历非常生动的叙述。

7. 有关"1%"这一数据的令人心痛的诗意解读，请参阅珍妮·罗伯逊（Jenny Robertson）的《不速之客》(*Uninvited Guest*)（Triangle, 1997）。

8. "Mimsy Were the Borogoves", *Detective Comics* 1, no. 789 (2003).

自由撰稿人

1. 此处对话也被纳入我在英国广播公司第四电台所录制的纪录节目《媒体中的精神世界》(*The Mind in the Media*)之中。网址为：https://www.bbc.co.uk/programmes/b08hl265。

自知力

1. 引自安东尼·S.戴维于 2018 年在伦敦国王学院发表的国王演讲"知道我，知道你：精神病学和医学视角下的自知力"(Knowing Me, Knowing You: Insight in Psychiatry and Medicine)（该演讲是国王演讲系列的一部分）。

2. 这段与安·丹斯的对话收录在休·W.戴蒙德于 1856 年发表的文章中，文章名称是"照相技术对于面相学及精神错乱之心理现象的应用"(On the Application of Photography to the Physiognomic and Mental Phenomena of Insanity)，该文章与他所收藏的一套照相底板一起由桑德·L.吉尔曼（Sander L. Gilman）编辑成书出版，其书名为《疯狂的面孔：休·W.戴蒙德与精神病人的照片之源起》(*The Face of Madness: Hugh W. Diamond and the Origin of Psychiatric Photograph*)（EPBM, 1976）。

3. Steinman, M. A., Shlipak, M. G., and McPhee, S. J., "Of Principles

and Pens: Attitudes and Practices of Medicine Housestaff toward Pharmaceutical Industry Promotions"，*American Journal of Medicine* 110:7 (2001), 551–7. PMID: 11347622.

4. 格雷戈里·济尔博奥格（Gregory Zilboorg）的引述来自 Reddy, M. S., "Insight and Psychosis"，*Indian Journal of Psychological Medicine* 37:3 (2015), 257–60. doi:10.4103/0253-7176.162909。

5. 本书中罗宾·默里所作的全部论述均引自我在 2018 年 2 月对他的采访。

6. 奥伯里·刘易斯的引述来自于 David, A. S., "Insight and Psychosis"，*British Journal of Psychiatry* 156 (1990), 798–808。关于刘易斯视角下的自知力的进一步讨论（刘易斯文章的结尾有向苏格兰诗人罗伯特·伯恩斯［Rabbie Burns］的致敬），请阅读：David, A. S., "'To See Oursels as Others See Us.' Aubrey Lewis's Insight"，*British Journal of Psychiatry* 174 (1999), 210–16。

7. Laing, R. D., *The Politics of Experience*(Penguin Books, 1990), 115.

8. Bedford, N. J., et al., "Self-evaluation in Schizophrenia: an fMRI Study with Implications for the Understanding of Insight"，*BMC Psychiatry*, 12 (2012), 106. http://www.biomedcentral.com/1471-244X/12/106.

9. Button, Katherine S., et al., "Power Failure: Why Small Sample Size Undermines the Reliability of Neuroscience"，*Nature Reviews Neuroscience*, 14 (2013), 365–76. doi:10.1038/nrn3475.

10. Colorado State University, "Brain Images Make Cognitive Research More Believable"，*ScienceDaily*, 8 October 2007. www.sciencedaily.com/releases/2007/10/071002151837.htm.

11. Kupfer, D., "Chair of DSM-5 Task Force Discusses Future of Mental Health Research"，News release, American Psychiatric Association, 3 May 2013.

12. 希波克拉底的论述引自由弗朗西斯·亚当斯（Francis Adams）

翻译的《希波克拉底全集》(*The Genuine Works of Hippocrates*)
(W. Wood, 1886), vol. 2, 344–5。

13. University of California – Berkeley, 'Physicists, Engineers to
Build Next-generation MRI Brain Scanner',6 October 2017.
https://phys.org/news/2017-10-physicists-next-generation-mri-
brain-scanner.html.

14. 引自 Radiolab 广播节目中的一集"怪罪"(Blame),网址为:
https://www.wnycstudios.org/story/317421-blame。

15. Lysaker, Paul H., et al., "Toward Understanding the Insight Para-
dox: Internalized Stigma Moderates the Association Between In-
sight and Social Functioning, Hope, and Self-esteem among People
with Schizophrenia Spectrum Disorders", *Schizophrenia Bulletin*,
33: 1 (2007), 192–9. doi:10.1093/schbul/sbl016.

污名与歧视

1. 此处的引述,以及我对莫莉故事的反思,都被纳入我在 BBC 第
四电台所录制的纪录节目《媒体中的精神世界》(*The Mind in
the Media*)之中,网址为:https://www.bbc.co.uk/programmes/
b08hl265。

2. Brekke, J. S., Prindle, C., Bae, S. W., and Long, J. D., "Risks for
Individuals with Schizophrenia Who Are Living in the Communi-
ty", *Psychiatric Services* 52 (2001), 1358–66. doi: 10.1176/appi.
ps.52.10.1358.

3. 你可以在他们的网站中找到更多有关垃圾桶里的康复(Recovery
in the Bin)的内容,网址为:https://recoveryinthebin.org/。

4. 关于这一话题的进一步讨论,可查阅网站"与精神分裂症共
存"(Living with Schizophrenia)对康复概念更为稳健的整合
分析,网址为:https://www.livingwithschizophreniauk.org/infor-
mation-sheets/can-you-recover-from-schizophrenia/。也可参阅

Jääskeläinen, E., Juola, P., Hirvonen, N., McGrath, J. J., Saha, S., Isohanni, M., Veijola,J., and Miettunen, J., "A Systematic Review and Meta-Analysis of Recovery in Schizophrenia", *Schizophrenia Bulletin* 39:6 (2013), 1296–1306. https://doi.org/10.1093/schbul/sbs130。

5.　此处引自格雷厄姆·索尼克罗夫特的书《避之不及：精神疾患所遭受的歧视》(*Shunned: Discrimination against People with Mental Illness*)(OUP, 2006), 之后的引述则来自我在 2017 年 2 月对他的采访。

6.　此处的数据来自"实现职场上的飞跃：有关心理健康与雇主的报告"(Thriving at Work: a Review of Mental Health and Employers), 该报告受英国政府委托, 并于 2017 年出版。

7.　全文由安妮·库克和戴夫·哈珀共同撰写, 网址为：http://discursiveoftunbridgewells.blogspot.co.uk/2013/05/when-ads-dont-work.html。

8.　引自 https://www.bbc.co.uk/mediacentre/latestnews/2016/in-the-mind。

9.　信件的全部内容可参阅：http://peterkinderman.blogspot.co.uk/2016/02/open-letter-about-bbc-coverage-of.html?m=1。

10.　本书中涉及露西·约翰斯通博士的引文全部来自我在 2018 年 2 月对她的采访。

11.　变革时刻(Time to Change)的数据来自：http://www.time-to-change.org.uk/about-us/our-impact。

12.　Henderson, C., Robinson, E., Evans-Lacko, S., Corker, E., Rebollo-Mesa, I., Rose, D., and Thornicroft, G., "Public Knowledge, Attitudes, Social Distance and Reported Contact regarding People with Mental Illness 2009–2015", *Acta Psychiatrica Scandinavica*, 134 (suppl. 446)(2016), 23–33.

13.　Kvaal, E. P., Gottdiener, W. H., and Haslam, N., "Biogenetic Explanations and Stigma: A Meta-analytic Review of Associations among Laypeople", *Social Science and Medicine* 96 (2013), 95–103; Angermeyer, M. C., Holzinger, A., Carta, M. G., and Schomerus, G., 'Biogenetic Explanations and Public Acceptance of Mental Illness: Systematic Review of Population Studies', *British Journal of Psychiatry,* 199 (2011), 367–72.

14. 此处为乔安娜·蒙克里夫在《实话实说抗精神病类药物》（*A Straight Talking Introduction to Psychiatric Drugs*）（PCCS Books, 2009）中所做的论述。这本书是"实话实说精神卫生问题"系列丛书的一本，该丛书由理查德·本托尔（Richard Bentall）与皮特·桑德斯（Pete Sanders）联合编订。这套丛书为使用批判性思维诠释精神病学和精神卫生问题提供了不错的范例，我们在之后的章节还会提到蒙克里夫博士。

15. 我在此仅引用了整篇帖子的部分内容，完整版则提供了更多临床上的细节，可参阅：https://psychiatrysho.wordpress.com/2015/06/10/isdepression-really-like-diabetes-yes-but-maybe-not-how-you-imagined/。

诊断

1. 一些对此研究有趣的讨论，以及从更宽泛的角度理解诊断信度的议题，可参阅：Aboraya, A., Rankin, E., France, C., El-Missiry, A., and John, C., "The Reliability of Psychiatric Diagnosis Revisited: The Clinician's Guide to Improve the Reliability of Psychiatric Diagnosis", *Psychiatry (Edgmont),* 3:1 (2006), 41–50。

2. Kendell, R. E., Cooper, J. E., Gourlay, A. J., Copeland, J. R. M., Sharpe, L., and Gurland, B. J., "Diagnostic Criteria of American and British Psychiatrists", *Archives of General Psychiatry,* 25:2 (1971), 123–30. doi:10.1001/archpsyc.1971.01750140027006.

3. 如果想收听戴维·罗森汉讨论此事的音频片段，你或许可以听一下我在 BBC 第四电台所录制的纪录节目《媒体中的精神世界》

（ *The Mind in the Media* ）：https://www.bbc.co.uk/programmes/
b08hl265。

4.　Rosenhan, D. L., "On Being Sane in Insane Places", *Science*, 19
January 1973, 250–8.

5.　American Psychiatric Association, *Diagnostic and Statistical Manual of Mental Disorders*, 2nd edn (1968), 40.

6.　American Psychiatric Association, *Diagnostic and Statistical Manual of Mental Disorders*, 3rd edn (1980), 213–15.

7.　本章中露西·约翰斯通所论述的内容引用于我在 2018 年对她的采访，还有一些内容引用于她自己的书《实话实说精神病学诊断》（ *A Straight Talking Introduction to Psychiatric Diagnosis* ）（ PCCS Books, 2014 ）。

8.　Insel, Thomas, "Transforming Diagnosis", National Institute of Mental Health (2013). https://www.nimh.nih.gov/about/directors/thomasinsel/blog/2013/transforming-diagnosis.html.

9.　Kupfer, D., "Chair of DSM-5 Task Force Discusses Future of Mental Health Research", News release, American Psychiatric Association, 3 May 2013.

10.　有关《精神障碍诊断与统计手册》背后更多的政治斗争和更为严谨的历史考证，请参阅：Blashfield, Roger K., Keeley, Jared W., Flanagan, Elizabeth H., and Miles, Shannon R., "The Cycle of Classification: DSM-I through DSM-5", *Annual Review of Clinical Psychology,* 10:1 (2014), 25–51。

11.　丹尼尔·卡拉特采访罗伯特·斯皮策的回忆性文章可在以下网址中找到：https://www.mdedge.com/psychiatry/article/105698/dr-robert-spitzer-personal-tribute。这则轶闻趣事是我在詹姆斯·戴维斯（James Davies）的书《裂痕：为何精神病学做的坏事要比做的善事多》（ *Cracked: Why Psychiatry is Doing More Harm Than Good* ）（ Icon Books, 2013 ）中发现的。

12. 海曼博士的论述引用于 "Psychiatry's Guide Is Out of Touch With Science, Experts Say", *New York Times*, 6 May 2013。

13. Sami Timimi, "No More Psychiatric Labels", *Asylum*, May 2012: http://asylummagazine.org/2012/05/no-more-psychiatric-labels/.

14. Murray, R., "Mistakes I Have Made in My Research Career", *Schizophrenia Bulletin*, 43:2 (2017), 253–6.

母亲

1. 克莱尔给乔的信曾被刊登在《卫报》上，其标题为 "致……我逝去的，患有精神分裂症的儿子的一封信"（A letter to...my late son, who had schizophrenia），2011 年 2 月 5 日。网址为：https://www.theguardian.com/lifeandstyle/2011/feb/05/letter-to-my-late-son-who-had-schizophrenia。

病因

1. 引用于反思（Rethink）网站的报告：https://www.rethink.org/media/1178709/plus_twenty_report.pdf。

2. Mattila, T., Koeter, M., Wohlfarth, T., Storosum, J., van den Brink, W., de Haan, L., Derks, E., Leufkens, H., and Denys, D., "Impact of DSM-5 Changes on the Diagnosis and Acute Treatment of Schizophrenia", *Schizophrenia Bulletin,* 41: 3 (1 May 2015), 637–43. doi.org/10.1093/schbul/sbu172.

3. 相关的证据存在于很多文献中，这里推荐一份颇具可读性的读物，它针对某些最为突出的心理社会研究所做的综述和探讨，请参阅：Cooke, A. (ed.), *Understanding Psychosis and Schizophrenia,* (British Psychological Society, 2014)。

4. Hughes, K., et al., "The Effect of Multiple Adverse Childhood Experiences on Health: A Systematic Review and Meta-analysis", *Lancet Public Health,* 2 (2017), e356–66. doi.org/10.1016/S2468-

2667(17)30118-4.

5.　Varese, F., Smeets, F., Drukker, M., Lieverse, R., Lataster, T., Viechtbauer, W., Read, J., van Os, J., and Bentall, R. P., "Childhood Adversities Increase the Risk of Psychosis: A Meta-analysis of Patient-Control, Prospective- and Cross-sectional Cohort Studies", *Schizophrenia Bulletin*, 38:4 (2012), 661–71. doi.org/10.1093/schbul/sbs050.

6.　请参阅防虐待儿童学会（NSPCC）网站：https://www.nspcc.org.uk/preventing-abuse/child-abuse-and-neglect/child-sexual-abuse/sexual-abuse-facts-statistics/。

7.　Read, J., et al., "Child Maltreatment and Psychosis: A Return to a Genuinely Integrated Bio-psycho-social Model", *Clinical Schizophrenia and Related Psychoses,* 2:3 (2008), 235–54.

8.　Morgan, C., et al., 'Parental Separation, Loss and Psychosis in Different Ethnic Groups: A Case-control Study', *Psychological Medicine,* 37:4 (2007), 495–503. doi:10.1017/S0033291706009330.

9.　本章中西蒙·麦卡锡 - 琼斯所论述的内容摘自他的杰作《听不到他们吗？聆听的科学性与重要性》(*Can't You Hear Them? The Science and Significance of Hearing Voices*)（Jessica Kingsley, 2017），44。

10.　苏格兰在"创伤知情医疗实践"方面走在了前列，其成果不仅限于精神卫生医疗保障领域，也呈现在不同的公共劳动服务部门，苏格兰国民健康保险教育部门曾经拍摄过一部影片《打开大门：劳动人口的创伤知情医疗实践》(*Opening Doors: Trauma Informed Practice for the Workforce*)，网址为：https://vimeo.com/274703693。

11.　Read, J., Harper, D., Tucker, I., and Kennedy, A., "Do Adult Mental Health Services Identify Child Abuse and Neglect? A Systematic Review", *International Journal of Mental Health Nursing,* 27

(2018), 7–19. doi:10.1111/inm.12369.

12. Harrington, A., "The Fall of the Schizophrenogenic Mother", *Lancet,* 379:9823 (2012), 1292–3.

13. 本章中约翰·里德所论述的内容来自我们交流的信件，以及他于 2018 年 6 月 8 日在东伦敦大学的演讲，其标题为 "有关痛苦与疯狂的心理社会成因的研究进展"（The Psycho-social Causes of Distress and Madness: A Research Update）。此外，文中也涉及约翰·里德与杰奎·狄龙共同编订的《疯狂的模型：针对精神病的心理学、社会学和生物学方法》（第二版, 2013）（*Models of Madness: Psychological, Social and Biological Approaches to Psychosis [2nd edn, 2013]*）中第十四章的相关内容。

14. Wilkinson, R., and Pickett, K., "Inequality and Mental Illness: Comment", *Lancet Psychiatry*, May 2017. https://www.equality-trust.org.uk/inequality-and-mental-illness-comment-lancet-psychiatry-professors-wilkinson-and-pickett.

15. Johnstone, L., and Boyle, M., with Cromby, J., Dillon, J., Harper, D., Kinderman, P., Longden, E., Pilgrim, D., and Read, J., *The Power Threat Meaning Framework: Towards the identification of patterns in emotional distress, unusual experiences and troubled or troubling behaviour, as an alternative to functional psychiatric diagnosis,* (British Psychological Society, 2018).

16. 斯瓦兰·辛格的论述引用于 Singh, S. P., and Burns, T., "Race and Mental Health: There Is More to Race than Racism", *British Medical Journal,* 333:7569 (2006), 648–51, doi:10.1136/bmj.38930.501516. BE，部分内容还出自 BBC 纪录片《地平线》（*Horizon*）中有辛格教授出场的一集 "我为什么会精神失常？"（*Why Did I Go Mad?*）你可以在 Soundcloud 上面收听他的采访录音：https://soundcloud.com/kidfinish-1/professor-swaran-singh-on-the-links-between-social-marginalisation-and-psychosis。

17. Sundquist, K., Frank, G., and Sundquist, J., "Urbanisation and In-cidence of Psychosis and Depression: Follow-up Study of 4.4 Mil-lion Women and Men in Sweden", *British Journal of Psychiatry,* 184:4 (2004), 293–8. doi:10.1192/bjp.184.4.293.

18. Jongsma, H. E., Gayer-Anderson, C., Lasalvia, A., et al., "Treated Incidence of Psychotic Disorders in the Multinational EU-GEI Study", *JAMA Psychiatry,* 75:1 (2018), 36–46. doi:10.1001/jama-psychiatry.2017.3554.

19. Di Forti, Marta, Marconi, Arianna, Carra, Elena, et al., "Proportion of Patients in South London with First-episode Psychosis Attrib-utable to Use of High Potency Cannabis: A Case-control Study", *Lancet Psychiatry,* 2:3 (March 2015), 233–8.

20. Paul D. Morrison and Robin M. Murray, "The Antipsychotic Land-scape: Dopamine and Beyond", *Therapeutic Advancements in Psycho-pharmacology*, 23 January 2018. doi:10.1177/2045125317752915.

21. 出处同上。

22. 此章中苏兹・盖奇的论述引自我们在 2018 年的通信，以及她发表在《卫报》的文章："所以，抽臭鼬大麻会引发精神病，而较温和的大麻就不会。是吗？"（So Smoking Skunk Causes Psy-chosis, But Milder Cannabis Doesn't?），2015 年 2 月 16 日。

23. Schizophrenia Working Group of the Psychiatric Genomics Con-sortium, "Biological Insights from 108 Schizophrenia-associated Genetic Loci", *Nature* 511, (2014), 421–7.

24. Lichtenstein, P., Yip, B. H., Björk, C., et al., "Common Genetic Determinants of Schizophrenia and Bipolar Disorder in Swedish Families: A Population-based Study", *Lancet*, 373(2009), 234–9.

25. Cross-Disorder Group of the Psychiatric Genomics Consortium, "Genetic Relationship between Five Psychiatric Disorders Esti-mated from Genome-wide SNPs", *Nature Genetics,* 45 (2013),

984–94.

26. Rees, E., Kirov, G., Sanders, A., Walters, J. T. R., et al., "Evidence that Duplications of 22q11.2 Protect against Schizophrenia", *Molecular Psychiatry,* 19 (2014), 37–40.

27. 录像的标题是《当每个人都想做你的朋友》(*Where Everyone Wants to Be Your Friend*)，网址为：https://abcnews.go.com/2020/ video/williams-syndrome-children-friend-health-disease-hospi-tal-doctors-13817012。

28. St Clair, D., Xu, M., Wang, P., et al., "Rates of Adult Schizophrenia following Prenatal Exposure to the Chinese Famine of 1959– 1961", *Journal of the American Medical Association,* 294:5 (2005), 557–62. doi:10.1001/jama.294.5.557.

29. 更多有关精神分裂症的神经发展理论请查阅：Haut, K. M., Schvarcz, A., Cannon, T. D., and Bearden, C. E., "Neurodevelopmental Theories of Schizophrenia: Twenty-First Century Perspectives", in *Developmental Psychopathology*, ed. D. Cicchetti (2016). doi:10.1002/9781119125556.devpsy223。

30. 更多有关"突触修剪"假设的详细论述可参阅：Boksa, P., "Abnormal Synaptic Pruning in Schizophrenia: Urban Myth or Reality?", *Journal of Psychiatry and Neuroscience,* 37:2 (2012), 75–7. http://doi.org/10.1503/jpn.120007。

31. Read, J., et al., "The Traumagenic Neurodevelopmental Model of Psychosis Revisited", *Neuropsychiatry,* 4:1 (2014), 65–79.

32. 本书中所引用的乔安娜·蒙克里夫的论述均来自我在 2018 年 8 月对她的采访。她告诉我，她把精神分裂症视为"人的一种存在方式"的描述是从亚历克·詹纳（Alec Jenner）等人所著《精神分裂症：一种疾病还是人的某种存在方式》(*Schizophrenia: A Disease or Some Ways of Being Human?*)（Continuum, 1993）一书中借用而来。蒙克里夫在自己的博客里进行了相关论述：

https://joannamoncrieff.com/2017/03/27/why-i-dont-like-the-idea-that-mental-disorder-is-a-disease/。

33.　援引自托马斯·因塞尔的讲话，可参阅：https://www.wired.com/2017/05/starneuroscientist-tom-insel-leaves-google-spawned-verily-startup/。

妄想

1.　Knobloch-Westerwick, S., and Meng, J., "Looking the Other Way: Selective Exposure to Attitude-consistent and Counter-attitudinal Political Information", *Communication Research,* 36:3 (June 2009), 426–48.

2.　American Psychiatric Association, *Diagnostic and Statistical Manual of Mental Disorders*, 5th edn (2013), 87.

3.　这是乔尔·戈尔德与伊恩·戈尔德在他们《多疑的心：文化如何形塑了疯狂》(*Suspicious Minds: How Culture Shapes Madness*)（Free Press, 2014）一书中所阐述的观点，稍后我们在本章中还会提及乔尔·戈尔德。

4.　这里所引用的丹尼尔·弗里曼的论述来自我在 2018 年 9 月对他的采访。有关他的研究的学术性回顾文章，我推荐：Freeman, D., and Garety, P., "Advances in Understanding and Treating Persecutory Delusions: A Review", *Social Psychiatry and Psychiatric Epidemiology,* 49:8 (2014), 1179–89. doi.org/10.1007/s00127-014-0928-7。

5.　这种认知偏差被称为"可用性启发法"。想了解更多，请参阅：Schwarz, N., Bless, H., Strack, F., Klumpp, G., Rittenauer-Schatka, H., and Simons, A., "Ease of Retrieval as Information: Another Look at the Availability Heuristic", *Journal of Personality and Social Psychology,* 61:2 (1991), 195–202. doi:10.1037/0022-3514.61.2.195。

6. Freeman, D., Dunn, G., Startup, H., Pugh, K., Cordwell, J., Mander, H.,et al., "Effects of Cognitive Behaviour Therapy for Worry on Persecutory Delusions in Patients with Psychosis (WIT): a Parallel, Single-blind, Randomised Controlled Trial with a Mediation Analysis", *Lancet Psychiatry,* 2 (2015), 305–13. doi: 10.1016/s2215-0366(15)00039-5.

7. 此处引用自由乔尔·戈尔德与伊恩·戈尔德合著的《多疑的心：文化如何形塑了疯狂》一书第 228 页。之后的涉及乔尔·戈尔德的引述除了来自该书外，还有我在 2018 年 8 月对他的采访。

8. 更多有关双重历程推理的细节，请参阅：Evans, Jonathan St. B. T., "In Two Minds: Dual-process Accounts of Reasoning", *Trends in Cognitive Sciences,* 7:10 (2003), 454–9. doi.org/10.1016/j.tics.2003.08.012。

9. Skodlar, B., et al., "Psychopathology of Schizophrenia in Ljubljana (Slovenia) from 1881 to 2000: Changes in the Content of Delusions in Schizophrenia Patients Related to Various Sociopolitical, Technical and Scientific Changes", *International Journal of Social Psychiatry,* 54:2 (2008), 101–11. doi.org/10.1177/0020764007083875.

10. 1974 年，布伦丹·马赫（Brendan Maher）首次提出一种理论，试图将妄想解释为诸如幻觉之类的非常态体验。从那时开始就有很多人发表了有关这一理论的论述（当然也不乏批评的声音）。原始文献请参阅：Maher, B. A., "Delusional Thinking and Perceptual Disorder", *Journal of Individual Psychology,* 30 (1974), 98–113。

化学药品治疗

1. 这篇报告的标题是《让〈精神卫生法案〉与时俱进：增加选择，减少强制：对〈1983 年精神卫生法案〉独立调查的最终报告》（Modernising the Mental Health Act: Increasing Choice,

Reducing Compulsion: Final Report of the Independent Review of the Mental Health Act 1983）（2018 年 12 月），报告网址为：https://www.mentalhealthtoday.co.uk/media/32267/irmha1983_final-report.pdf。

2. 这段来自史蒂夫·吉尔伯特的引文是从《独立报》的一篇文章《黑人被关进精神病院的概率已经是白人的 4 倍，因此〈精神卫生法案〉"需要重大变革"》（Mental Health Act "Needs Major Reform" as Black Patients Four Times as Likely as Whites to Be Sectioned）中截取下来的，文章刊登于 2018 年 12 月 5 日，可以在以下网址找到：https://www.independent.co.uk/news/health/mental-health-act-detained-sectioned-ethnic-minority-bme-report-nhs-a8669246.html。

3. Swazey, J., *Chlorpromazine in Psychiatry,* (Massachusetts Institute of Technology, 1974), 78.

4. Laborit, H., and Huguenard, P., "L'Hibernation artificielle par moyens pharmacodynamiques et physiques" ["Artificial hibernation by physical and pharmacodynamic means"], *Presse Médicale,* 59 (1951), 1329.

5. Anton-Stephens, D., "Preliminary Observations on the Psychiatric Uses of Chlorpromazine (Largactil)" , *Journal of Mental Science,* 100 (1954), 543–57.

6. 相关记述援引自 Delay, J., and Deniker, P., "38 cas de psychoses traitées par la cure prolongée et continué de 4560 R.P." , *Comptes rendus du 50e Congrès des Médecins Aliénistes et Neurologistes de Langue Francaise,* 50 (1952), 503–13。然而，我是在罗伯特·惠特克（Robert Whitaker）的《流行病解剖》（*Anatomy of an Epidemic*）（Broadway Books, 2010）一书中发现的这一引述。多亏了惠特克的这本著作，才能让我简要地了解了氯丙嗪的前世今生。

7. Elkes, J., and Elkes, C., "Effect of Chlorpromazine on the Behaviour of Chronically Overactive Psychotic Patients", *British Medical Journal,* 2:4887 (1954), 560–5. http://www.jstor.org/stable/20330113.

8. 事实上，关于海因茨·雷曼是从何时开始使用"抗精神病类药物"这一术语的，学界还存在争议。我根据爱德华·肖特（Edward Shorter）在《精神病学历史词典》（*A Historical Dictionary of Psychiatry*）（Oxford University Press, 2005）中第 26 页的描述，将时间定为 1961 年。

9. 我从维基百科上面找到关于氯丙嗪的统计数据。有时候，你就是需要在维基百科上检索一些信息。（顺便说一下，维基百科"Wikipedia"这个词是个合成词。其中的"pedia"来自百科全书的英文单词"encyclopaedia"，而"wiki"则来自夏威夷语，译为快速。因此"Wikipedia"等同于快速百科。我之所以对此这么清楚，是因为刚刚在维基百科上查过。）

10. Read, J., Psychiatric Drugs: Key Issues and Service User Perspectives, (Mind, 2009), 2–3.

11. Russo, J., "Through the Eyes of the Observed: Re-directing Research on Psychiatric Drugs", *Talking Point Papers,* 3 (McPin Foundation, 2018). http://mcpin.org/wp-content/uploads/talking-point-paper-3-final.pdf.

12. Heres, S., Davis, J., Maino, K., Jetzinger, E., Kissling W., and Leucht, S., "Why Olanzapine Beats Risperidone, Risperidone Beats Quetiapine, and Quetiapine Beats Olanzapine: An Exploratory Analysis of Head-to-head Comparison Studies of Second-generation Antipsychotics", *American Journal of Psychiatry,* 163:2 (2006), 185–94.

13. Morrison, P. D., and Murray, R. M., "The Antipsychotic Landscape: Dopamine and Beyond", *Therapeutic Advances in Psychophar-*

macology, 8:4 (2018), 127–35. doi: 10.1177/2045125317752915.

14. 过量多巴胺会引发"异常敏感"的理论是由精神病学家希蒂·卡普尔（Shitij Kapur）首先提出的。更多的细节请参阅：Kapur, S., 'Psychosis as a State of Aberrant Salience: A Framework Linking Biology, Phenomenology, and Pharmacology in Schizophrenia', *American Journal of Psychiatry,* 160:1 (2003), 13–23. doi: 10.1176/appi.ajp.160.1.13。

15. Morrison and Murray, "The Antipsychotic Landscape"。

16. Murray, R. M., and Di Forti, M., "Increasing Expectations and Knowledge Require a More Subtle Use of Prophylactic Antipsychotics", *World Psychiatry* 17 (2018), 161–2. doi:10.1002/wps.20517.

17. 如果想了解用批判视角来解读抗精神病药物有关的生化理论，请参阅（或者再次参阅，因为之前我已经推荐过）：乔安娜·蒙克里夫的《实话实说抗精神病类药物》（PCCS Books, 2009）。

18. 如果想参阅一些与抗精神病药物治疗相关的既简单易读又信息量丰富的读物，推荐阅读《理解抗精神病类药物》（*Making Sense of Antipsychotics*）手册，这本手册由精神卫生慈善组织"关心"（Mind）制作。网址为：https://www.mind.org.uk/media/4703393/antipsychotics-2016-pdf.pdf。

19. 我曾经写文章讨论过关于医院拒绝提供床位所带来的危害。你可以读一下这篇发表于 2014 年 1 月 25 日的《卫报》的文章《精神卫生护理：从哪里出的这么大的问题？》（Mental Health Care: Where Did It All Go So Wrong），网址为：https://www.theguardian.com/society/2014/jan/25/nathan-filer-mental-health-care-where-did-it-go-wrong。

20. 罗宾·默里和他的同事在一篇极具吸引力的文章中详细剖析了精神分裂症脑部疾病的概念，可参阅：Zipursky, R. B., Reilly, T. J., and Murray, R. M., "The Myth of Schizophrenia as a Progres-

sive Brain Disease"，*Schizophrenia Bulletin,* 39:6 (2012), 1363–72。更多关于恒河猴的研究，请参阅：Dorph-Petersen, K. A., Pierri, J. N., Perel, J. M., Sun, Z., Sampson, A. R., and Lewis, D. A., "The Influence of Chronic Exposure to Antipsychotic Medications on Brain Size Before and After Tissue Fixation: A Comparison of Haloperidol and Olanzapine in Macaque Monkeys"，*Neuropsychopharmacology,* 30:9 (2005), 1649–61。

21. Marshall, M., Lewis, S., Lockwood, A., Drake, R., Jones, P., and Croudace, T., "Association between Duration of Untreated Psychosis and Outcome in Cohorts of First-episode Patients: A Systematic Review"，*Archives of General Psychiatry,* 62:9 (2005), 975–83. doi:10.1001/archpsyc.62.9.975.

22. 关于 NICE 临床实践指南上的早期干预服务，请参阅网站：https://www.nice.org.uk/guidance/qs80/chapter/Quality-statement-1-Referral-to-early-intervention-in-psychosis-services。

掌管钥匙的人，接受管理的人以及他们听到的声音

1. 菲利普·科利特的论述来自我在 2018 年 12 月对他的采访。有关他的更多研究，请参阅：Powers, A. R., Bien, C., and Corlett, P. R., "Aligning Computational Psychiatry with the Hearing Voices Movement: Hearing Their Voices"，*JAMA Psychiatry,* 75:6 (2018), 640–1. doi:10.1001/jamapsychiatry.2018.0509。

离开核心地带

1. 对于世界卫生组织（WHO）的研究发现，有一些颇具有启发性的讨论，相关文章请参阅：《如我们一般疯狂——美国人心理的全球化》（*Crazy Like Us – The Globalization of the American Psyche*）的第三章，作者伊森·沃特斯（Ethan Watters）（Free Press, 2010）。

First published in 2019 by Faber & Faber Limited

© Nathan Filer, 2019

Simplified Chinese translation copyright © 2025 by Ginkgo (Shanghai) Book Co., Ltd.

All rights reserved.

本书简体中文版权归属于银杏树下（上海）图书有限责任公司。

著作权合同登记 图字：22-2024-066

图书在版编目（ＣＩＰ）数据

倾听疯狂的声音：被误解的精神分裂症 / (英) 南
森·法勒著；姚瑞元译. —— 贵阳：贵州人民出版社，
2025. 1. —— ISBN 978-7-221-18473-3

Ⅰ. R749.3

中国国家版本馆CIP数据核字第2024DV6693号

QINGTING FENGKUANG DE SHENGYIN: BEI WUJIE DE JINGSHENFENLIEZHENG

倾听疯狂的声音：被误解的精神分裂症

［英］南森·法勒 著

姚瑞元 译

出 版 人：朱文迅　　　　　选题策划：后浪出版公司
出版统筹：吴兴元　　　　　编辑统筹：尚　飞
策划编辑：王潇潇　　　　　特约编辑：何子怡
责任编辑：苏　轼　　　　　营销统筹：陈高蒙
责任印制：李　洋　　　　　营销编辑：陈子晨
装帧设计：墨白空间·李 易
出版发行：贵州出版集团 贵州人民出版社
地　　址：贵阳市观山湖区会展东路SOHO办公区A座
印　　刷：天津中印联印务有限公司
经　　销：全国新华书店
版　　次：2025 年 1 月第 1 版
印　　次：2025 年 1 月第 1 次印刷
开　　本：880毫米×1194毫米　1/32
印　　张：9.5
字　　数：192千字
书　　号：ISBN 978-7-221-18473-3
定　　价：49.80元